AF600980

DE L'ALCOOLISME

AU POINT DE VUE DE L'ALIÉNATION MENTALE

PAR

M. le Dr H. DAGONET
Agrégé à l'ancienne Faculté de Strasbourg,
Ex-Médecin en chef de l'Asile de Stephansfeld (Bas-Rhin),
Médecin de l'Asile Ste-Anne.

PARIS
J.-B. BAILLIÈRE ET FILS
LIBRAIRES DE L'ACADÉMIE NATIONALE DE MÉDECINE
19, rue Hautefeuille, près le boulevard St-Germain.

1873

DE

L'ALCOOLISME

86
314

PARIS. — IMPRIMERIE DE E. DONNAUD
9, RUE CASSETTE, 9.

DE
L'ALCOOLISME

AU POINT DE VUE

DE L'ALIÉNATION MENTALE

PAR

M. le Dr H. DAGONET
Agrégé à l'ancienne Faculté de Strasbourg,
Ex-Médecin en chef de l'Asile de Stephansfeld (Bas-Rhin),
Médecin de l'Asile Ste-Anne.

4307

PARIS
J.-B. BAILLIÈRE ET FILS
LIBRAIRES DE L'ACADÉMIE NATIONALE DE MÉDECINE
19, rue Hautefeuille, près le boulevard St-Germain.

1873

Extrait des Annales médico-psychologiques.
5e série, t x, nos de Mars et Mai 1873.

DE L'ALCOOLISME

AU POINT DE VUE

DE L'ALIÉNATION MENTALE

L'intoxication alcoolique, que Magnus Huss a désignée sous le nom d'alcoolisme, détermine, on le sait, sur l'économie des phénomènes morbides très-variables, suivant certaines circonstances qu'il importe au médecin de bien apprécier. Ainsi son action peut s'exercer d'une manière continue ou se porter de préférence sur tel ou tel appareil organique.

L'histoire de l'alcoolisme, pour être traitée convenablement, exigerait des développements considérables, dans lesquels nous n'avons nullement l'intention d'entrer; cette étude d'ailleurs a été faite à différents points de vue dans d'importantes publications.

Les manifestations délirantes, qui sont une des conséquences habituelles de cette intoxication, et les formes particulières d'aliénation mentale qui en résultent fréquemment, ont déjà certainement attiré l'attention des observateurs; mais il nous a semblé que cette étude était encore insuffisante et qu'elle avait besoin, surtout au point de vue clinique, d'être l'objet de quelques nouvelles recherches.

Nous tâcherons en conséquence dans une première partie de ce travail d'exposer les désordres que l'alcoolisme détermine d'une manière générale du côté des facultés morales et intellectuelles, et dans la seconde partie, nous passerons rapidement en revue les différentes formes d'aliénation mentale que l'on observe chez les individus adonnés aux excès de boisson.

L'empoisonnement par les boissons alcooliques a été observé à toutes les époques et chez les peuples les plus divers, mais il ne paraît pas avoir été porté, comme le remarque M. Lorain (*Dict. méd.-chir.*, t. 1) à un dégré aussi fâcheux, tel qu'on l'observe de nos jours; c'est dans le nord de l'Europe et en Suède qu'on a remarqué dans leur plus grande intensité les ravages dus à cette funeste habitude.

Il faut bien aussi convenir que Paris, en particulier, a, dans ces dernières années, offert les exemples les plus nombreux et les mieux caractérisés d'affections mentales déterminées par les excès alcooliques, surtout dans la classe ouvrière; il ne paraît pas douteux qu'il n'y ait eu dans cette circonstance une des raisons qui nous permettent d'expliquer les stupides dévastations exercées sous le régime de la Commune. Sans doute il existe chez les ouvriers une disposition naturelle à se livrer à des habitudes d'intempérance qui nous semblent, du reste, devenues aujourd'hui moins fréquentes; mais il faut encore admettre que la mauvaise nature des boissons mises à leur disposition les rend par cela même d'autant plus dangereuses. Ce sont en effet des vins alcoolisés que ces malheureux absorbent en grande quantité, des vins blancs frelatés, des liqueurs faites avec des alcools de qualité détestable, qui contiennent des substances aromatiques, irritantes déjà par elles-mêmes. Leur goût attrayant devient par cela même une séduisante amorce et un funeste poison derrière lesquels se trouvent la ruine de leur santé et celle de leur famille.

On peut dire que sur 500 familles environ d'ouvriers dans le dénûment, 400 se trouvent dans cette situation par suite de l'ivrognerie du chef de famille. (E. Decaisne, Acad. des sciences, 5 juin 1871.)

On sait que l'alcool absorbé dans l'estomac se retrouve en nature dans le sang et dans les viscères, notamment dans l'encéphale et le foie ; une petite quantité seulement est décomposée au contact du ferment stomacal et transformée en acide acétique, et c'est peut-être ce dernier acide qui est l'une des causes les plus actives des différentes espèces de gastrite que l'on rencontre si fréquemment chez les buveurs.

Quoi qu'il en soit, l'alcool versé dans la circulation générale imprègne les tissus, les organes, les parenchymes ; l'analyse chimique l'y découvre facilement, quelquefois même l'odorat suffit à l'y révéler. Pris même à faible dose, il fait un séjour assez long dans l'organisme ; après l'ingestion d'une quantité modérée de boissons spiritueuses, les poumons éliminent de l'alcool pendant 8 heures et les reins pendant 14. (Alfred Fournier, *nouv. Dict. méd. chir.*, t. 1.)

Sans admettre d'une manière absolue, comme le veut une nouvelle doctrine, que l'alcool reste inaltérable, pendant son séjour dans l'économie, sans subir la moindre modification en traversant le corps, il n'en ressort pas moins d'une manière non douteuse qu'il séjourne en nature dans des proportions bien plus considérables qu'on ne le croyait jusqu'à ce jour, qu'il est détruit moins rapidement et moins complétement qu'on ne l'avait supposé, que les organes excréteurs ne sont pas étrangers à son élimination et enfin que certains parenchymes le retiennent de préférence, en vertu d'une affinité particulière.

Il n'est point, comme on le croyait généralement, un aliment réparateur de l'économie, mais seulement un modificateur du système nerveux, agissant à faible dose comme excitant et à dose élevée comme stupéfiant.

Pour certains physiologistes, il remplirait encore un autre rôle dans la nutrition, il diminuerait et ralentirait les phénomènes chimiques dont l'ensemble constitue la désassimilation. (Alfred Fournier, *op. cit.*)

Quoi qu'il en soit, l'alcool agit à la façon des poisons qui imprègnent toute l'économie et créent un état morbide *de toute la substance;* frappant plus particulièrement tel ou tel système organique et donnant lieu par conséquent à une symptomatologie extrêmement variée et étendue. Suivant le Dr. Marvaud, l'alcool exerce sur l'organisme une action complexe qui dépend : 1° de sa présence à l'état libre dans le sang : 2° des altérations qu'il subit dans l'économie.

A l'état libre, il produit des effets manifestes sur le sang en altérant la forme des globules et en déterminant une coagulation d'autant plus rapide qu'il est plus concentré. Il agit sur le système nerveux à faible dose en excitant les fonctions animales, ainsi que la sensibilité, l'intelligence, la motilité ; à haute dose, en amenant une perturbation, une dépression et l'abolition de ces mêmes fonctions ; il modifie enfin la circulation, la respiration et la distribution du calorique dans les différentes parties du corps.

Une partie de l'alcool absorbé subit des altérations dans l'économie, encore peu connues, mais qui consistent sans doute dans une combustion plus ou moins complète de ses éléments ; dans cet état de transformation, il exerce sur la nutrition une action particulière. Il devient alors, non pas un aliment respiratoire, mais un aliment anticalorifique et antidéperditeur, car il diminue la quantité d'acide carbonique éliminée par les poumons, abaisse la température organique, restreint la proportion des résidus éliminés par les urines, enraye la désassimilation et favorise la stéatose. A ce titre il joue un rôle considérable dans l'hygiène et la matière médicale, il peut être en effet administré comme excitant général du système nerveux, comme anticalorifique et comme antidéperditeur ou antidénourrissant. (Dr Marvaud, *Alcool.* chez V. Rozier, édit. 1872.)

Les lésions du système nerveux déterminées par l'alcoolisme, dit le Dr Lancereaux (*Dict. encyclop. des sc. méd.*, art. *Alcool.*), quoique d'une appréciation difficile, ne sauraient être mises en doute, et l'on ne saurait méconnaître la cause qui vient leur donner naissance.

La dure-mère devient dans quelques circonstances le siége d'un travail phlegmasique que l'on a décrit sous le nom de pachyméningite. L'arachnoïde et la pie-mère, souvent adhérentes entre elles et avec la dure-mère crânienne, présentent fréquemment, chez les vieux ivrognes, les vaisseaux dilatés et gorgés de sang et des traînées blanchâtres le long des parois plus ou moins altérées. Par suite de ces altérations, on constate dans l'épaisseur des membranes des taches ecchymotiques d'une petite étendue, ou des plaques jaunes d'ocre constituées par la matière colorante du sang.

Les lésions cérébrales se présentent avec des modes et des degrés variables. A un premier degré, le microscope peut déjà constater l'altération de quelques-uns des éléments anatomiques du cerveau. Les capillaires sinueux et dilatés présentent, de place à autre, dans l'épaisseur de leurs parois et surtout au niveau de leurs points de bifurcation, des granules grisâtres et jaunâtres, qui paraissent être le résultat d'un commencement de désorganisation de l'élément contractile de la paroi. Cette altération est là une cause de trouble de la circulation capillaire et de stase sanguine.

Les éléments cellulaires de la substance grise qui avoisinent les vaisseaux malades contiennent des granules brillants, ayant, quelques-uns au moins, les apparences de petits globules graisseux.

A une période plus avancée, les lésions matérielles de l'encéphale deviennent de plus en plus manifestes, même à l'œil nu; tantôt diffuses, tantôt circonscrites, elles ont pour siége de prédilection la périphérie du cerveau ou du cervelet, le corps strié et les couches optiques.

On observe fréquemment encore l'atrophie cérébrale, sorte de ratatinement avec induration de la masse encéphalique ; on dirait une macération dans l'alcool. Assez rarement la pie-mère est adhérente à la surface des circonvolutions, adhérences qui sont dues à l'hyperplasie conjonctive, qui a pour point de départ principal les tuniques des capillaires, qui de la pie-mère pénètrent dans la substance nerveuse.

Outre ces lésions diffuses, on rencontre, chez les buveurs, des plaques jaunâtres, ramollies dans la masse encéphalique, plaques dues à une encéphalite partielle et à une dégénération granulo-graisseuse des vaisseaux des éléments nerveux, portée au point de former une véritable émulsion. (Calmeil, t. 11, p. 279.)

Suivant Hayem, dans l'alcoolisme chronique, outre l'épaississement des méninges et la coïncidence fréquente de la Pachyméningite, il existe aussi des altérations cérébrales analogues à celles de la paralysie générale et caractérisées surtout par une multiplication abondante et diffuse des éléments conjonctifs des vaisseaux et de la névroglie. (Hayem, *Etude sur les diverses formes de l'encéphalite*, 1868.)

Les lésions de la moelle épinière sont encore peu connues ; il est probable que les recherches ultérieures feront reconnaître à peu près les mêmes altérations que pour le cerveau. (Voir Lancereaux, *op. cit.*).

En résumé, l'induration, et le ramollissement ne sont que des degrés divers d'un même processus, la dégénérescence graisseuse que l'abus des alcooliques vient déterminer d'une manière si fréquente.

D'après le Dr Marvaud une partie de l'alcool, celle qui se détruit dans l'économie, se transformerait directement en graisse, ainsi que semblent le démontrer de récentes expériences ; mais à côté de ces phénomènes essentiellement chimiques, il faut rapporter à l'action physiologique de cette substance la dégénérescence graisseuse qui envahit les organes.

En effet, l'alcool se comporte vis-à-vis de l'économie comme antidéperditeur et comme tel il enraye les oxydations organiques et les fonctions vitales.

Or parmi ces altérations, la plus commune et la mieux démontrée est la dégénérescence graisseuse qui accompagne presque toujours la nécrobiose des éléments physiologiques et des éléments morbides de nouvelle formation (Virchow). La steatose paraît être en définitive comme la conséquence ultime et nécessaire de l'action des substances antidénutritives parmi lesquelles les alcools doivent être rangés. (Marvaud, *op. cit.*, p. 78.)

Quoi qu'il en soit, l'intoxication alcoolique, suivant le degré et le caractère qu'elle présente, donne lieu à des phénomènes morbides remarquables qui méritent de fixer l'attention et que nous allons résumer d'une manière rapide.

La vue est peut-être le sens qui, chez les individus atteints d'alcoolisme, présente les troubles fonctionnels les plus marqués; il est même rare que ceux-ci ne fournissent pas, pour le diagnostic différentiel, des indications précieuses; nous devons ajouter aussi qu'ils disparaissent assez rapidement au fur et à mesure que s'éloigne la cause qui les a fait naître.

Ces troubles se manifestent comme l'un des premiers symptômes de l'intoxication alcoolique; ils se montrent quelquefois avec une intensité considérable. Ils sont nombreux et variables suivant certaines conditions, telles que la prédisposition individuelle, la sensibilité de l'organe, le degré et la nature de l'intoxication; suivant enfin que cette dernière se présente à l'état aigu ou à l'état chronique et qu'elle se produit sous la forme d'accès plus ou moins violents et greffés sur une dégénérescence plus ou moins intense.

D'une manière générale on peut diviser les troubles de la vue en phénomène d'irritation ou hyperesthésiques et en phénomènes anesthésiques ou d'insensibilité ; dans ce dernier cas, on observe l'affaiblissement progressif de l'organe de la vue.

L'un des symptômes que l'on remarque fréquemment au début de l'alcoolisme, surtout à sa période aiguë, c'est une sorte de trémulation ou plutôt de vibration spasmodique des fibres nerveuses, en vertu de laquelle les objets paraissent animés de mouvements incessants, changent de place, de forme, de volume, grandissent et se rapetissent, s'éloignent et se rapprochent, ou prennent successivement les formes les plus bizarres et les plus diverses.

On dirait que les éléments nerveux qui composent la rétine et les nerfs optiques sont animés du même tremblement convulsif qui agite les fibres musculaires et quelquefois les faisceaux tout entiers des muscles de la vie de relation ; il en résulte une espèce d'instabilité et de mobilité des images d'autant plus grande que l'état d'irritation que subit l'appareil de la vision est plus marqué ; et ce ne sont pas seulement les objets eux-mêmes qui présentent ce caractère singulier de mobilité et de transformation, mais encore les hallucinations spéciales que nous décrirons plus loin.

Nous pourrions citer sous ce rapport des exemples remarquables.

Ainsi les malades semblent voir les murs se couvrir d'animaux fantastiques, de rats, d'araignées, de crapauds, qui se meuvent dans une agitation incessante; tantôt ce sont des espèces de colonnes qui s'élèvent en grossissant, des cristaux qui s'allongent, des lapins qui tombent du plafond, des animaux de toutes sortes qui voltigent dans les airs, des fourmilières d'insectes qui sortent de dessous terre et que l'individu est sans cesse occupé à ramasser ; tantôt ce sont les objets eux-mêmes autour du malade qui semblent s'agiter et prendre successivement la forme d'animaux, de fleurs, de serpents, etc.

L'effort même que fait celui-ci pour tâcher de fixer l'image qu'il a devant les yeux, pour en bien déterminer l'aspect et les contours, suffit pour donner une nouvelle intensité à ces troubles particuliers de la vue; l'un de nos malades, par exemple, voit aussitôt sortir du plancher, lorsqu'il le fixe, les animaux les plus bizarres et toutes sortes de points jaunes. Dans la plupart des cas, cependant, ces phénomènes morbides se manifestent spontanément et indépendamment de cette cause.

Il est un autre symptôme qui ne nous paraît pas pas avoir suffisamment appelé l'attention des observateurs et que nous avons rencontré chez un certain nombre d'individus atteints d'alcoolisme, à la période aiguë, c'est le tremblement spasmodique des globes oculaires, que l'on a encore décrit sous le nom de *nystagmus*. Nous devons ajouter qu'il n'est quelquefois qu'une exagération d'une disposition naturelle. Nous l'avons remarqué dans certaines circonstances avec un caractère d'intensité très-prononcé, disparaissant au fur et à mesure que cessaient les autres symptômes, déterminés par l'intoxication alcoolique. Nous ne devons pas oublier qu'on peut rencontrer aussi dans certaines formes d'excitation maniaque cette espèce de vacillation des globes oculaires ; mais lorsqu'elle a pour origine des excès de boisson, elle s'accompagne toujours du tremblement caractéristique des muscles de la face, de la langue, des membres, et des sensations douloureuses que nous décrirons plus loin et qui sont si caractéristiques dans l'affection dont nous nous occupons.

Le Dr Galezoswki a résumé dans une note intéressante présentée à l'Académie de médecine (28 février 1871) les désordres fonctionnels que l'on peut observer du côté de la vue dans l'alcoolisme.

Suivant lui l'amblyopie alcoolique, presque exclusivement propre au sexe masculin, présenterait les caractères suivants : 1° La vue s'affaiblit d'une manière assez brusque, elle reste ensuite sans grand changement pendant des mois entiers. 2° L'acuité visuelle s'affaiblit au point que les malades peuvent à peine distinguer de très-gros caractères. 3° La vision au loin se perd d'une manière très-sensible et à quelques pas il leur est impossible de reconnaître la figure d'une personne. 4° Le soir les malades semblent voir mieux, le trouble de la vue est moins accentué; la même chose a lieu le matin ; les individus peuvent très-bien lire le matin dans leur lit, tandis qu'ils voient à peine dans la journée pour se conduire. 5° Par moments il y a de la diplopie ou de la polyopie, ou bien les objets semblent se rapprocher ou s'éloigner, lorsqu'on les fixe. Ce phénomène ne peut être expliqué que par un spasme du muscle accommodateur. 6° Le trouble de la faculté chromatique n'est pas constant, tantôt le rouge paraît brun ou noir, et le vert devient gris. 7° Les pupilles sont souvent inégales, fortement dilatées. 8° A l'examen opthalmoscopique on ne remarque généralement aucune altération. Chez quelques individus on constate pourtant des infiltrations rétiniennes séreuses et des contractions apparentes dans les artères. 9° Cette affection est ordinairement rebelle au traitement, elle dure très-longtemps et ne cesse qu'après la cessation complète de l'usage des alcools. L'auteur que nous citons ajoute en outre que l'alcoolisme a encore un effet désastreux sur les opérations oculaires, une simple érosion de l'iris peut alors être suivie d'une iritis, la plaie cornéenne reste quelquefois 2, 3 semaines sans cicatrisation. Des accidents bien plus graves peuvent survenir consécutivement à une opération de la cataracte par extraction ; on voit apparaître des iritis suppuratives et des sphacèles de la cornée, qui compromettent le succès de l'opération.

Une des particularités les plus curieuses de certaines formes d'alcoolisme, c'est une sorte d'achromatopsie caractérisée par l'affaiblissement et quelquefois la perte momen e de la notion des couleurs et particulièrement des tes secondaires ; en même temps qu'on rencontre dans énéralité des cas d'autres troubles de la vision, par nple la diplopie, l'affaiblissement accidentel de la vue, etc. ette anomalie ne se rencontre d'ailleurs que chez un bre de malades assez restreint ; nous l'avons observée quefois comme une exagération d'une disposition conale.

e trouble disparaît comme tant d'autres au fur et à me- que l'individu revient à la santé et reprend des forces. ous rapporterons comme l'un des exemples les plus re- quables que nous ayons eus sous ce rapport, le fait sui- t.

e nommé Th..., entré dans notre service en 1868, est at- t d'alcoolisme chronique bien caractérisé ; ses facultés affaiblies, il est méchant, irritable, dominé par des s ambitieuses ; il se plaint de maux de tête, bégaye ; on rve en outre des troubles singuliers de la vue. Il ne peut distinguer les couleurs les unes des autres, l'or de l'ar- ; il lui est surtout impossible de reconnaître le bleu du . Cet individu, employé de commerce pour les soieries, ouvait plus, par suite de cette difficulté, suffire aux exi- ces de son travail, et avait dû abandonner sa position, qui l'avait vivement contrarié, et avait contribué a ag- ver sa maladie mentale.

près quelques mois de traitement, cette disposition ma- ve s'est entièrement dissipée ; depuis sa sortie de l'asile a plus fait d'excès, et plus de trois ans après nous avons constater que ce trouble spécial de la vue ne s'était plus oduit.

ous citerons encore un nommé Thélinge qui ne pouvait distinguer les couleurs sous l'influence de l'état alcoo- e qu'il présentait ; mais cette anomalie n'était qu'une gération d'une disposition naturelle ; depuis l'enfance il inguait avec peine certaines couleurs.

Il ne faut pas confondre cette difficulté survenue dans perception des couleurs avec un autre symptôme qui se ra proche de l'affaiblissement de la sensibilité spéciale, q l'on observe fréquemment et qui tient au ralentisseme survenu dans les différentes sensations successiveme éprouvées par le malade; ce même phénomène, nous le ve rons se reproduire dans d'autres conditions analogues.

Ainsi quelques malades ne peuvent désigner les couleu qu'on leur présente les unes après les autres, lorsqu'on le fait par exemple passer un peu trop vite et successivemer sous les yeux des bandes bleues, jaunes, vertes; il leur e impossible d'indiquer la couleur qu'on leur montre si o ne leur laisse pas un temps suffisant et quelquefois prolong pour que l'impression première ait entièrement disparu, d manière à permettre à celle qui suit d'être transmise a centre de perception. Ils ont conservé la notion des couleur mais à la condition qu'on donne le temps à la perceptio ralentie de se faire régulièrement.

C'est le même symptôme que nous retrouverons plus tar pour la sensibilité générale, en vertu duquel les malade ne sentent que longtemps après les piqûres ou les brûlure qu'on leur a faites.

Enfin quelques individus ne peuvent distinguer à un certaine distance les couleurs qu'on leur présente, mais c signe peut se rattacher à l'affaiblissement survenu dan l'acuité de la vision.

Les troubles hyperesthésiques qui dépendent de la sen sibilité générale, et que nous verrons plus loin se manifeste dans différentes parties du corps, se rencontrent égalemen pour le sens de la vue; c'est ainsi qu'on voit des malades en même temps qu'ils accusent des sensations bizarres et dou loureuses dans d'autres parties du corps, se plaindre qu'on leu jette dans les yeux des substances nuisibles qui les brûlent les piquent, leur font éprouver les douleurs les plus vives

On doit encore attribuer à la même cause d'irritatio

eresthésique d'autres symptômes éprouvés par un grand nbre d'individus : telles sont les lueurs, les étincelles, flammes, les lumières vives, les bluettes ou ces sensa- is bizarres qui font dire aux malades qu'ils voient du mb fondu, des fils de verre qui semblent s'étirer, des ins d'or qui sautent devant les yeux, des pluies de feu, girandoles de diverses couleurs, des figures bleues, nches, noires, rouges, des grains de sable, des pièces de nnaie qu'ils cherchent en vain à ramasser; toutes sen- ons analogues à celles qui se rattachent à l'hyperesthésie anée dont nous verrons ces malheureux se plaindre, en tendant qu'ils sont couverts de poux, de vermine, d'in- tes, dont ils cherchent sans cesse à se débarrasser.

a disposition à voir certains objets revêtir particulière- nt la teinte rouge peut aussi dépendre d'une lésion anique commençante; elle doit en conséquence attirer s particulièrement l'attention.

'affaiblissement de la vue est, nous l'avons dit, un carac- fréquent de l'intoxication alcoolique et donne lieu à érents symptômes que nous ne ferons que mentionner. insi beaucoup de ces malades ne peuvent plus distin- r nettement le contour des objets; ils se plaignent d'avoir jours devant les yeux comme de la fumée, comme un ge de poussière; le soir ils voient difficilement; souvent si le champ de la vision se rétrécit, etc. On peut encore is quelques cas observer une fatigue de la vue excessive douloureuse lorsque le regard vient à se fixer pendant lque temps.

'affaiblissement de la vue est souvent momentané comme autres symptômes; il disparaît en même temps que l'in- idu revient à la santé. Mais on doit aussi reconnaître e c'est en général un indice d'une certaine gravité, qui rencontre fréquemment dans les formes graves d'alcoo- me, dans celles qui tendent vers la démence et vers la ralysie.

Le strabisme a été encore observé par suite de la paralys des différents muscles du globe oculaire, surtout dans l cas de paralysie partielle que l'on peut observer sous l'i fluence de l'intoxication alcoolique.

Mais les hallucinations de la vue offrent bien certain ment l'un des signes caractéristisques les plus remarquabl du délire alcoolique. L'hallucination, nous n'avons pas b soin de le faire remarquer, doit être ici soigneuseme séparée des troubles de la sensibilité spéciale que nous venon d'examiner. C'est un phénomène essentiellement psychiqu pour lequel l'appareil de la sensation n'intervient pl que d'une manière fort indirecte ; c'est une création (l'esprit qui peut avoir son origine au foyer même où vienne converger et se réfléchir les impressions sensoriales.

Les hallucinations de la vue dans l'alcoolisme, comn celles de l'ouïe, s'accompagnent presque constamment c cette dépression morale dont nous reparlerons plus tard sous l'influence de laquelle le malade reste sans cesse plon dans une anxiété plus ou moins profonde. L'on peut di avec raison que ce n'est point le délire sensorial, ni l cauchemars qui viennent à chaque instant troubler le som meil, qui sont la cause de l'état de frayeur si remarquab que l'on observe alors, mais que c'est bien plutôt cette dis position morale elle-même qui est la cause génératrice d ces hallucinations singulières et pénibles ; elle vient presqu toujours les précéder.

Quoi qu'il en soit, les hallucinations de la vue présenten suivant la forme du délire, des degrés variables ; elles son surtout très-marquées dans l'accès d'alcoolisme aigu, et alor elles disparaissent rapidement après une durée de quelque jours, quelquefois même de quelques heures. Dans l'alcoo lisme chronique, on les voit se reproduire à certaines pé riodes d'exacerbation avec les mêmes caractères et souven a même intensité ; elles sont du reste beaucoup moins persistantes que les hallucinations de l'ouïe.

Une des particularités les plus remarquables de ces sortes hallucinations, c'est l'apparition de figures d'animaux us ou moins bizarres et qui excitent une vive frayeur. a peut dire que sous ce rapport toutes les observations se ssemblent. Ces apparitions se manifestent d'habitude aussi ns les accès qui suivent les attaques épileptiformes origine alcoolique.

L'individu voit tout à coup apparaître devant lui des chats, s chiens qui cherchent à le mordre, des sangliers qu'il end grogner, des loups qu'il entend hurler, des lions, des rerds, des serpents qui sifflent, des rats, des souris qui grimnt après ses jambes et qui lui causent une douleur excessive; s animaux bizarres de couleur noire qui volent dans l'air, s ours, des hyènes qui s'acharnent à sa poursuite et qui ulent le dévorer; des mouches, des insectes, des petites tes de toutes sortes qui ne cessent de voltiger autour de i, qui remplissent son lit, ses habits et lui procurent les urments les plus inexprimables.

Toutes ces visions le jettent dans une profonde terreur donnent à sa physionomie une expression caractérisque.

Les hallucinations de la vue peuvent être, on le comprend, ssi variées que le sont les combinaisons même de la nsée et de l'imagination; elles peuvent aussi se rapporter d'autres objets que ceux dont nous venons de parler, mais les ont cela de particulier qu'elles s'accompagnent presque ujours d'un sentiment d'angoisse ou de frayeur.

Au lieu de figures d'animaux, le malade voit quelquefois dresser devant lui les spectres de parents morts depuis ngtemps, d'un père, d'une mère, d'une femme dont il nt la main froide et décharnée s'appliquer sur son épaule qui vient ainsi redoubler ses terreurs. D'autres fois c'est n homme qui descend dans sa cave, ou bien un assassinat ue l'on commet dans la rue; il entend, il reconnaît l'assassin, , dominé par cette idée fixe, il court chez le commissaire de police dénoncer le coupable. Tantôt ce sont des homm armés qui le menacent, le poursuivent, le frappent; c' une tête de femme qui se change en figure ignoble et ve l'embrasser ; il voit dans l'église, où il s'arrête pour pri l'ange exterminateur se poser sur son épaule et le mena de son épée ; ce sont des ouvriers, des camarades, qui co rent après lui pour le tuer; et pour se soustraire à le poursuite, il se jette dans un puits sans être autrement d miné par des idées de suicide ; ce sont des fantômes qui l font croire qu'il assiste au jugement dernier, où des ind vidus masqués qui chuchotent entre eux pour décider genre de mort qui devra lui être appliqué, ou enfin ce so des précipices qui s'ent'rouvrent, des tableaux sinistres q passent devant ses yeux, des voleurs qui viennent le dév liser, des ombres qui lui passent la main sur la figure, et

Toutes ces visions peuvent revêtir les formes les pl diverses, mais ce qui les caractérise, c'est, nous l'avons dit, sentiment de frayeur qui les accompagne, et c'est pourqu on les a désignées sous le nom d'hallucinations terrifiante Nous verrons plus loin que l'alcoolisme développe à l seul cette disposition à la frayeur, qui est bien certaine ment le terrain sur lequel les fausses sensations vienne prendre naissance.

Les troubles qui existent du côté de l'appareil auditi sont analogues à ceux que l'on observe pour la vue; mai ils sont moins variés et peut-être aussi moins bien carac térisés, par cette raison sans doute que les sensations four nies par l'ouïe sont plus restreintes. Ils résultent égalemen de l'irritation produite sur les organes de l'ouïe par la pré sence de l'alcool.

Nous nous bornerons à fournir sous ce rapport de courte indications.

En même temps qu'ils accusent une céphalalgie plus o moins intense, et d'autres sensations pénibles, les malade e plaignent d'entendre sans cesse résonner à leurs oreilles des bruits insupportables, qui peuvent prendre les formes les plus diverses.

C'est une sorte de bourdonnement, de bruissement, de bruits de feuilles sèches, de mouches qui bourdonnent dans les oreilles ; c'est une sensation de souffle dans le conduit auditif ; ou bien un bruit de musique, de coups de tonnerre, de coups de fusil, de fusillade, ou de jets d'eau, de télégraphe ; ce sont quelquefois des sifflements plus ou moins douloureux.

La sensibilité des organes de l'ouïe est, dans certains cas, exaltée au plus haut degré, et alors les malades se plaignent du moindre bruit qui se passe autour d'eux, de l'éclat de la voix quand on se borne à leur faire de simples observations, de la répétition et de l'écho qui se produit pour chaque parole qu'on leur adresse.

Les bruits, en un mot, peuvent offrir tous les degrés possibles ; ils persistent souvent quelque temps encore après que les hallucinations ont elles-mêmes cessé.

On doit encore noter que, chez ceux chez lesquels il existe un commencement de surdité, on voit celle-ci augmenter sous l'influence de l'intoxication alcoolique, pour diminuer ensuite quand cette dernière vient à disparaître.

Les hallucinations de l'ouïe, sur lesquelles nous n'insisterons pas longtemps, ont le même caractère et présentent la même physionomie que celles de la vue. Elles sont, comme ces dernières, accompagnées d'un sentiment d'angoisse, quelquefois de vive frayeur, et lorsque l'accès d'alcoolisme est intense, ou après certaines attaques épileptiformes, elles s'accompagnent d'une surexcitation violente. Presque toujours, enfin, les hallucinations de la vue et de l'ouïe existent simultanément.

Le malade voit des individus animés d'intentions malveillantes qui le menacent et l'injurient ; il voit et entend des animaux qui s'apprêtent à le dévorer en poussant d'affreux cris. D'autres fois, il entend des voix très-distinctes; on lui fait des reproches sur sa conduite passée, on le menace des plus horribles supplices; on lui dit qu'il sera fusillé, pendu, guillotiné; on l'appelle coquin, voleur, assassin; il entend dire qu'on le coupera en morceaux; on le bafoue, on le raille, on se moque de lui, on le traite de mouchard, on l'accuse d'avoir conspiré contre la sûreté de l'État, on le menace des plus grands malheurs, etc...

Sous l'influence de ces hallucinations, un grand nombre d'individus se rendent eux-mêmes au poste pour dénoncer les accusations mensongères dont ils se croient l'objet, et implorer près de l'autorité aide et protection.

Les hallucinations peuvent, dans quelques cas, s'éloigner de la physionomie générale que nous venons de décrire, et rentrer dans la categorie de celles qu'on observe dans les formes d'aliénation, qui ne reconnaissent pas une origine alcoolique.

C'est ainsi que des malades se plaignent des paroles contradictoires qu'ils entendent prononcer, ou bien de ce qu'on révèle à haute voix leurs pensées les plus secrètes. L'un de nos aliénés, par exemple, encore placé sous l'influence de l'intoxication alcoolique, prétend qu'on lui envoie dans les yeux des coups de lancette, en même temps il entend une voix qui lui répète : *je vous fais du mal, défendez-vous.* Cette même voix ne cesse de le contredire, elle lui dit la nuit : *vous ne dormirez pas;* ou bien elle l'engage à se regarder dans la glace, et aussitôt il reçoit un soufflet.

Il est fréquent d'entendre encore dire à ces malades qu'ils assistent à des luttes, à des batailles, à des disputes dont ils ne peuvent comprendre la raison, et qui viennent redoubler leurs terreurs.

Les hallucinations de cause alcoolique occupent quelquefois tous les sens; elles déterminent alors une excitation maniaque intéressante à étudier et qui repose essentiellement sur ce délire sensorial généralisé.

Les aberrations sensorielles du goût, de l'odorat, font ressentir un goût, des odeurs insupportables. Elles entretiennent les individus qui en sont atteints dans l'idée fixe qu'on cherche à les empoisonner; ils se plaignent des substances nuisibles qu'on mêle à leur boisson, à leurs aliments, dans le but de les faire mourir, de les déranger, de les rendre fous. Le poison qu'on a mis dans leur pain, dans leur vin, leur a causé de violentes coliques, on a mélangé aux légumes qui leur sont servis des poudres qui leur donnent un goût détestable; les boulangers ont reçu l'ordre d'empoisonner le pain qu'ils leur vendent. L'un de nos malades est allé lui-même se plaindre à la préfecture de police de l'huile qu'on avait mise dans le veau et dans la salade qu'on lui avait servis; un autre, sans cesse poursuivi par une odeur de mort, n'osait plus coucher dans aucun hôtel.

L'idée fixe du poison est, en effet, l'une des interprétations délirantes que l'on rencontre fréquemment dans l'alcoolisme; elle sert à ces malades à expliquer les sensations douloureuses anormales qu'ils ressentent dans diverses parties du corps. Cette croyance à l'existence du poison, à la réalité des hallucinations et des fausses interprétations éprouvées persiste souvent longtemps après que les principaux accidents ont entièrement disparu, c'est ce qu'on remarque surtout lorsqu'il existe une prédisposition héréditaire, et dans ce cas, les manifestations délirantes présentent une ténacité plus grande.

Chez un petit nombre seulement d'individus on observe les hallucinations, dites volontaires, celles qui sont provoquées par le fait même de la volonté. On les voit alors faire réapparaître à leur gré les sensations anormales, les scènes étranges, la vue d'animaux, de bêtes féroces, qui les avaient jetés dans une vive frayeur pendant la période aiguë de leur affection; mais comme ils se rendent parfaitemen compte de ces aberrations sensoriales, elles n'exercent plus sur leur esprit la même influence fâcheuse. Du reste, les hallucinations dans l'alcoolisme ne présentent pas toujours une netteté parfaite, elles peuvent être confuses, mal définies et plus ou moins en rapport avec certaines formes de délire, celles, par exemple, qui s'accompagnent d'un état habituel de congestion cérébrale, ou de stupeur, de démence et de paralysie. Nous ajouterons, pour terminer ce qui a trait à cet ordre de phénomènes, que c'est surtout chez les alcooliques que l'on rencontre les hallucinations que l'on a désignées sous le nom d'*hypnagogiques*, c'est-à-dire celles qui se produisent dans cet état intermédiaire à la veille et au sommeil, au moment où les individus sont sur le point de s'assoupir ; elles viennent alors interrompre leur sommeil et accroître leur agitation ; on peut les observer quelque temps encore après la disparition des autres symptômes caractéristiques.

Les troubles de la sensibilité, ceux de la motilité, ne sont ni moins nombreux, ni moins variés que ceux que nous venons d'étudier rapidement.

Les sensations éprouvées par le malade peuvent se rapporter, comme les faits précédents, à ces deux ordres de phénomènes morbides : l'hyperesthésie et l'anesthésie. Dans le premier cas, au lieu de lueurs, d'étincelles, de flammes, de bruits, de sons de cloches, de coups de canon, etc., qui dépendent d'un trouble fonctionnel de la sensibilité spéciale, nous trouvons les crampes, les fourmillements, les secousses, etc., qui se rattachent à un désordre analogue survenu du côté de la sensibilité générale. Nous aurons de même les signes qui caractérisent l'état d'anesthésie plus ou moins marqué et que nous étudierons plus tard ; toutes ces sensations, nous n'avons pas besoin de le répéter, sont, de la part des malades, l'objet des interprétations les plus délirantes.

Les auteurs qui ont écrit sur l'alcoolisme n'ont pas manqué de mentionner l'hyperesthésie si remarquable que l'on observe à la suite de cette intoxication. Magnus Huss admettait déjà une forme hyperesthésique.

Les douleurs accusées par les malades, dit le Dr Leudet (*Arch. gén. de médecine*, janvier 1867), offrent dans la forme hyperesthésique des caractères différents ; elles sont fréquemment gravatives, contusives, quelquefois même térébrantes, lancinantes, et accompagnées de troubles de la motilité, de soubresauts, de crampes, etc..., qui augmentent l'angoisse du malade.

M. Bouchardat, dans ses leçons d'hygiène (*Journal de la santé publique*, 27 mai 1869), reconnaît également une forme hyperesthésique dans l'alcoolisme, qui pourrait se diviser en deux variétés : l'hyperesthésie cutanée, dans laquelle la peau est tellement sensible que le malade tressaille et pousse des cris au moindre attouchement, et l'hyperesthésie des parties profondes, dans laquelle les douleurs semblent siéger dans les muscles ou dans la moelle des os.

Le Dr Ferrand, dans un article intéressant publié sur l'intoxication alcoolique, dans le journal l'*Union méd.* (23 novembre 1872), examine les différentes modifications de la sensibilité, qui précèdent si souvent la paralysie en général et l'anesthésie en particulier.

Les douleurs musculaires diffuses, le fourmillement des extrémités surviennent souvent avant les phénomènes de paralysie. Rien, dit-il, n'est plus fréquent que ce mode d'invasion dans les paralysies d'origine périphérique. La nutrition des nerfs périphériques étant atteinte sur place et gravement altérée, trahit ainsi les troubles qu'elle éprouve, jusqu'à ce qu'une altération dynamique ou matérielle de ses éléments se soit développée au point d'en rendre les fonctions impossibles ; sans doute les mêmes sensations peuvent encore se produire en cas de lésions nerveuses centrales, et par un mécanisme bien différent, mais en général, dans ce dernier cas, elles ont quelque chose de spécial. (A. Ferrand, *op. cit.*)

M. le Dr Decaisne, au sujet de l'anesthésie alcoolique que nous examinerons plus loin, a émis les considérations suivantes dans une note présentée à l'Académie des sciences (5 juin 1871).

Le caractère le plus fréquent de l'alcoolisme, c'est la diminution de la sensibilité. « Avant qu'il y ait empoison-
» nement complet par l'alcool, dit cet auteur, on observe
» comme une demi-paralysie. Le malade s'aperçoit bientôt
» de la diminution de la sensibilité tactile, surtout au bout
» des orteils, pour gagner la plante des pieds, la face dor-
» sale, le tibia, le mollet, le creux du jarret, où générale-
» ment elle s'arrête. Les mêmes phénomènes se présentent
» du côté de l'avant-bras. Ce n'est qu'à la superficie qu'on
» observe cette anesthésie; elle n'envahit pas l'épaisseur
» des muscles; en même temps on observe des fourmille-
» ments, et un certain tremblement. Lorsque cet état ne
» s'améliore pas, au bout d'un temps plus ou moins long,
» on voit le malade maigrir considérablement, son intelli-
» gence s'affaiblir progressivement, tous les sentiments
» moraux disparaître, ainsi que la distinction du bien et
» du mal, pour arriver à l'abrutissement complet. »

Nous ne croyons pas qu'il soit utile d'admettre, ainsi que l'a proposé M. le Dr Bouchardat, une forme hyperesthésique de l'alcoolisme; nous verrons que, sous l'influence de cette intoxication, les douleurs hyperesthésiques se manifestent dans la grande majorité des cas, qu'elles constituent en quelque sorte un symptôme pathognomonique; seulement elles sont souvent passagères, et alors il est difficile de les bien constater.

Nous passerons rapidement en revue cet ordre de phénomènes.

L'une des souffrances les plus ordinairement accusées par

les malades atteints d'alcoolisme, surtout à la période aiguë de cette affection, c'est une céphalalgie plus ou moins intense. Celle-ci présente un caractère variable, suivant la douleur ressentie et le siége plus ou moins limité qu'elle occupe. Ceux qui en sont atteints se plaignent de sentir comme des battements, des coups à l'intérieur de la tête ; quelquefois c'est une simple pesanteur. La céphalalgie est d'autant plus forte que les excès alcooliques ont été plus considérables, ou qu'ils ont été commis avec des boissons qui portent sur le système nerveux une atteinte plus profonde, par exemple l'absinthe, le vin blanc, d'autres liqueurs fortement aromatisées et fabriquées avec des alcools de mauvaise provenance, tels que l'eau-de-vie de grain, etc.

On l'a rencontrée surtout dans les formes graves de l'alcoolisme, lorsque celles-ci s'accompagnent d'accidents cérébraux et de troubles nerveux plus ou moins marqués ; chez les individus qui sont sujets à des crampes, à des secousses nerveuses, à des vertiges, à des étourdissements, à l'embarras de la parole ou enfin à des attaques épileptiformes.

La douleur s'étend le plus souvent à toute la tête, quelquefois elle est limitée à la partie supérieure, ou bien à la partie occipitale, souvent aussi à la région frontale, surtout entre les deux yeux.

On l'observe particulièrement dans les affections mentales avec dépression morale considérable, dans la lypémanie, la stupeur, la folie suicide, la démence, etc... Nous avons rencontré ce symptôme chez les trois quarts des malades atteints de ces différentes espèces d'aliénation. Dans la manie aiguë, dans les délires ambitieux et dans la forme expansive de la paralysie générale, on la remarque plus rarement.

Nous citerons à ce sujet l'observation d'un jeune malade récemment sorti de l'hôpital où il venait d'être traité pour une fièvre typhoïde grave. A peine rentré chez lui, entraîné par des camarades, il se livre accidentellement à des excès de boisson, qui déterminent presque aussitôt des attaques d'épilepsie violentes et répétées. Amené à Sainte-Anne, il nous présente les caractères d'une stupeur maniaque profonde; et pendant longtemps il accuse des maux de tête intenses. Ce jeune homme s'est remis peu de temps après, se promettant, à sa sortie, de ne plus recommencer les imprudents excès qui avaient déterminé chez lui d'aussi redoutables accidents.

Les désordres *de la sensibilité générale* que nous devons examiner sont autrement importants ; ils présentent, quant à leur siége et à leurs manifestations des particularités intéressantes à étudier; on peut d'une manière générale les diviser en troubles graves et en troubles légers.

On peut observer sous ce rapport tous les degrés, toutes les nuances possibles, depuis la douleur la plus violente, la plus aiguë, jusqu'à l'insensibilité la plus complète et la plus étendue. Nous devons ajouter, qu'il est quelquefois difficile, à travers les dénominations bizarres dont se servent les malades et leurs fausses interprétations, d'en bien préciser la nature et le véritable caractère.

Au point de vue de l'intensité des douleurs, on trouve les fourmillements simples; les picotements et les démangeaisons; puis la sensation de morsure, de brûlure, les crampes, les douleurs fulgurantes, la flexion douloureuse des membres, enfin l'hyperesthésie musculaire profonde plus ou moins aiguë, siégeant sur différentes parties du corps.

L'anesthésie présente également tous les degrés depuis l'engourdissement, l'obtusion, jusqu'à l'insensibilité la plus complète.

Ces derniers accidents disparaissent assez rapidement surtout dans les accès d'alcoolisme aigu ; mais ils persistent et disparaissent difficilement dans la forme chronique de cette affection. Ils sont, nous l'avons dit, de la part du malade l'objet d'interprétations bizarres que nous examinerons rapidement.

L'un des tourments les plus fréquents dont on les voit se plaindre, c'est une sensation de poux, de vermine, répandus à la surface du corps (hyperesthésie cutanée superficielle), et qui les porte à retirer sans cesse leurs vêtements pour les secouer afin de tâcher d'en chasser les insectes dont ils les croient remplis.

L'un de nos malades s'imagine prendre à pleines mains des punaises et des poux dont il se prétend couvert; un autre éprouve en même temps une sensation désagréable à la plante des pieds, qu'il accuse sa femme de lui procurer.

Le nommé D... entré en 1871, pris subitement d'un accès violent d'alcoolisme aigu après avoir absorbé 25 bocks de bière, se plaint d'être rempli de poux et de puces, en même temps il accuse des douleurs fulgurantes dans les membres inférieurs.

Les sensations anormales que présente l'hyperesthésie cutanée, ne sont pas toujours aussi nettement accusées; ce sont quelquefois des sensations mal définies de démangeaisons, de fourmillements, etc.; inutile d'ajouter qu'il n'existe à la peau ni rougeur, ni éruption d'aucune sorte.

Les douleurs hyperesthésiques sont ordinairement limitées à une partie restreinte du corps, à un membre; quelquefois elles occupent le corps tout entier et les expressions dont se servent les malades pour les désigner sont extrêmement bizarres. Ils disent qu'on leur donne des coups de lancettes, qu'on les pique, qu'on les poignarde, qu'on leur arrache les parties; on leur envoie des douleurs lancinantes dans la tête, on leur serre la poitrine, etc...

L'un de ces individus offre en ce moment encore à notre observation un des exemples les plus remarquables de ces singulières anomalies de la sensibilité. Après avoir été sujet à de nombreux accès d'alcoolisme aigu, d'une courte durée en général, il avait été pris dans les derniers temps d'attaques épileptiformes fréquentes et répétées. Puis des accidents nerveux se sont montrés, qui pouvaient faire croire à une lésion cérébrale plus ou moins grave; mais ils avaient ceci de particulier et de caractéristique, au point de vue de l'alcoolisme, qu'ils disparaissaient presque tout à coup pour se porter avec un caractère différent sur d'autres parties du corps.

C'est ainsi qu'on observe un jour chez lui après plusieurs attaques épileptiformes une aphasie complète; le malade comprend les questions qu'on lui adresse, mais il lui est impossible d'articuler la moindre parole. En même temps on remarque une hémiplégie avec insensibilité du bras et de la main du côté droit. Puis au bout de quelques jours ces symptômes cessent à leur tour, la parole redevient libre, le mouvement et la sensibilité reprennent leur état normal; mais des douleurs aiguës, lancinantes, se montrent dans le côté gauche; les mouvements et surtout la flexion des membres et des doigts deviennent extrêmement douloureux, on constate en outre divers troubles de la vue: diplopie, photopsie, brouillard devant les yeux; l'hyperesthésie est surtout particulièrement localisée à toute la région précordiale, le moindre contact sur cette partie suffit pour faire pousser aux malades des cris affreux; nous devons dire enfin que les plus légères émotions avaient pour ainsi dire leur véritable foyer de retentissement sur les parties hyperesthésiées.

Nous pourrions citer encore à cet égard l'exemple remarquable d'un nommé M... qui, sous l'influence d'un accès d'alcoolisme aigu violent, va lui-même se livrer à la police pour se soustraire aux affreux supplices dont il se croit menacé. Il offre à notre observation, lors de son arrivée, les symptômes d'une hémi-anesthésie de tout le côté droit avec parésie et tremblement choréiforme du même côté; on observe des troubles remarquables de la sensibilité générale et une diminution de la sensibilité spéciale, toujours du même côté; l'ouïe, la vue, le goût, l'odorat présentaient, à droite seulement, un affaiblissement considérable. L'examen ophthalmoscopique ne fait du reste découvrir aucun trouble appréciable. Chose remarquable, ces accidents paraissaient être entretenus par l'inquiétude même dans laquelle se trouvait le malade au sujet de sa famille dont il se trouvait éloigné; on les voit en effet cesser subitement presque aussitôt après avoir reçu une lettre satisfaisante; preuve nouvelle du trouble simplement dynamique que l'alcoolisme, dans certains cas, vient déterminer sur le système nerveux.

La douleur, au lieu de démangeaisons, d'élancements, etc., ressemble pour quelques malades à celle que produiraient de véritables morsures. Comme elle s'accompagne alors des hallucinations spéciales de la vue et de l'ouïe que nous avons décrites, il n'est pas rare d'entendre dire à ces malheureux que des animaux féroces les mordent; ils voient, lorsque surtout ils sont sur le point de s'endormir, les chats, les chiens, les rats, les souris courir autour d'eux ou remplir leur lit et leur procurer les sensations les plus désagréables; quelquefois ces souffrances occupent une partie assez restreinte du corps; l'un de nos malades se plaint, par exemple, que des chiens le mordent à la figure.

Les crampes se montrent également d'une manière fréquente chez les individus atteints d'alcoolisme, dans la période aiguë comme dans l'état chronique de cette affection. Tantôt elles sont passagères, d'autres fois elles sont persistantes; elles accompagnent d'habitude les formes graves, celles, par exemple, qui se compliquent d'attaques convulsives.

Les crampes, les secousses nerveuses, les mouvements convulsifs des membres et des muscles de la face peuvent être considérés d'une manière générale comme un premier dégré de l'épilepsie alcoolique.

La contraction douloureuse des muscles a son siége de

prédilection dans les mollets, mais elle peut apparaître auss dans les parties du corps les plus diverses. Elle se produi pendant le jour, et souvent pendant la nuit, au milie même du sommeil qu'elle vient interrompre ; elle se mani feste encore au moindre mouvement d'extension ou d flexion.

Cette disposition aux crampes ne tarde pas à disparaîtr à mesure que diminuent eux-mêmes les autres symptôme de l'alcoolisme. Nous les avons observées chez plus du tier des individus qui ont été soumis à notre observation, che ceux surtout qui font des excès considérables, qui boiven de l'absinthe, du vin blanc, ou qui absorbent un mélang de boissons fortes.

Le nommé X... est atteint d'alcoolisme chronique ave périodes d'exacerbation et accès aigus. Outre les hallu-cinations et les désordres intellectuels les plus caractéris-tiques, il éprouve des sensations douloureuses de diverse sortes : frémissements et fourmillements dans tout le corps secousses produites comme par l'électricité dans les membre et dans d'autres parties du corps, élancements dans le articulations, contracture douloureuse, crampes dans le doigts lors des mouvements de flexion ; en même temps obtusion de la sensibilité et analgésie des extrémités supé-rieures et inférieures.

L'hyperesthésie peut revêtir, nous le répétons, toutes le formes imaginables, et l'interprétation délirante dont ell est l'objet est en rapport avec la disposition psychologiqu anormale du malade.

L'un prétend sentir comme des mouches à la surface du corps, ou comme un voile qu'on lui applique sur la figur et qu'il s'efforce en vain d'arracher ; l'autre se plaint qu'o lui brûle ou qu'on lui mouille certaines parties du corps ou bien qu'on l'électrise ou qu'on lui coule du plomb fondu dans les veines.

Toutes ces sensations se rattachent en définitive au mêm

e de lésion, à l'irritation des appareils nerveux qui pré-
ont à la sensibilité générale.

hyperesthésie est, nous l'avons dit, un symptôme grave
qu'elle persiste; mais on la voit aussi disparaître quelles
n soient la gravité et l'intensité, sous l'influence d'un
me prolongé et de la privation des excitants alcooliques
quels l'individu peut être soumis.

n peut encore admettre avec Magnus Huss une hyperes-
ie périphérique consistant en des douleurs erratiques
font quelquefois pousser des cris au malade par le
contact des objets extérieurs, et une hyperesthésie
onde ou musculaire qui s'exagère par le mouvement et
ression.

'analgésie et l'anesthésie présentent d'habitude une
aine gravité; il est rare qu'elles ne s'accompagnent pas
ne lésion de la motilité.

lles offrent, comme les signes que nous avons examinés
s haut, des degrés variables et des formes différentes.
ement l'anesthésie est généralisée; dans la grande ma-
té des cas, elle occupe une région limitée, particulière-
nt les doigts du pied et de la main, une partie de l'avant-
s, etc... Les malades n'ont souvent pas la conscience de
rouble spécial, ils en expriment leur étonnement lors-
on appelle leur attention à ce sujet.

un premier degré, il leur est impossible d'indiquer le
ge exact, ni même le genre de douleur qu'on leur fait
ouver.

Un autre phénomène qui se rapporte à la même caté-
ie d'accidents, et qui est d'ailleurs essentiellement tran-
ire, c'est le ralentissement survenu dans les sensations.
mpression ne parvient au centre de perception qu'un
mps plus ou moins long après que l'excitation a été
voquée. Ainsi les malades ne ressentent les piqûres,
brûlures, ou ne perçoivent les odeurs qu'un certain
mps après qu'on leur a fait éprouver ces diverses sensa-

tions. Ces faits sont, du reste, relativement peu fréquents.

Le nommé L..., atteint depuis nombre d'années d'accès d'alcoolisme, nous offre, sous ce rapport, les symptômes les plus caractéristiques; maux de tête, frayeurs, hallucinations spéciales, idées et tentatives de suicide, rien n'y manque; à ces accidents s'ajoutent les troubles suivants de la sensibilité générale : picotements et fourmillements dans les doigts, dans les jambes, crampes dans les mollets, anesthésie ayant pour siége les mains et les doigts, portée à ce point que ce malade, peintre de son état, ne peut plus sentir le manche de ses pinceaux. Ce qu'il y avait encore chez lui de remarquable, c'était le ralentissement même des sensations. Il ne ressentait la douleur que quelques instants après l'impression qui l'avait produite.

Quoi qu'il en soit, les troubles de la sensibilité générale et spéciale, que nous venons de passer rapidement en revue, sont exceptionnels, lorsque surtout ils sont portés à ce degré élevé dont nous avons rapporté quelques exemples. Ils n'en sont pas moins une marque caractéristique de l'alcoolisme; ils offrent cette particularité de paraître et de disparaître sous l'influence des moindres circonstances; on peut les suivre à travers les formes d'aliénation les plus diverses; et dans certaines circonstances, si l'attention n'est pas suffisamment portée à ce sujet, ils peuvent induire en erreur et être confondus avec des symptômes analogues qui caractérisent d'autres affections cérébrales.

Il nous reste à examiner succinctement les troubles de la motilité que l'on peut observer dans l'alcoolisme.

Le tremblement est le premier signe qui se manifeste au début de l'intoxication alcoolique; il est également l'un des symptômes qui persistent le plus longtemps; il disparaît peu à peu au fur et à mesure que cessent les autres accidents. Le tremblement devient définitif chez les individus atteints d'alcoolisme chronique. Il dépend presque toujours d'une irritation spéciale déterminée sur les centres nerveux u les nerfs périphériques; il diffère sous ce rapport de celui u'on observe dans la paralysie générale, et qui est évidemment causé par l'affaiblissement de l'activité nerveuse et insuffisance de la contraction musculaire.

Il a pour siége ordinaire les mains, les doigts surtout, la angue, les lèvres, les muscles de la face, les paupières; il eut même occuper les parties du corps les plus différentes; 'est à lui qu'est due cette vacillation des globes oculaires lus ou moins évidente, dont nous avons parlé plus haut. n observe quelquefois le tremblement en masse de l'organe tout entier; la langue, les membres ne peuvent alors tre mis en mouvement sans être pris d'une sorte d'agitaon qui rappelle celle qu'on observe dans la chorée ou ans la paralysie *agitans*.

On rencontre dans les mêmes conditions des spasmes onvulsifs, espèce de tics nerveux, qui occupent les musles de la face; ces contractions spasmodiques peuvent siéer sur d'autres parties du corps, elles se remarquent en énéral dans les cas d'intoxication grave et s'accompanent d'autres troubles, tels que les crampes, les soubreauts des tendons, etc...

Mais ce sont surtout les attaques d'épilepsie qui forment ien certainement l'un des symptômes les plus fâcheux et uelquefois les plus graves de l'alcoolisme.

L'épilepsie d'origine alcoolique et les attaques épileptiormes, qui ne doivent être considérées que comme un phéomène transitoire de l'alcoolisme, ne diffèrent pas essenellement dans leurs manifestations extérieures de l'épiepsie qui reconnaît une tout autre cause; cependant, n peut dire d'une manière générale que les convulsions le cause alcoolique présentent une intensité plus grande, u'elles se montrent plus particulièrement sous une forme aroxystique, c'est-à-dire sous la forme d'accès répétés une courte distance les uns des autres; qu'elles déterminent enfin sur les facultés une atteinte plus profonde, et par suite des troubles de l'intelligence qui entraînent une perte de la conscience plus marquée.

Nous ne rappellerons pas la description de l'attaque épileptique si bien tracée par le professeur Axenfeld, et qui s'applique également aux attaques épileptiformes.

L'individu, après avoir plus ou moins ressenti des symptômes précurseurs, tombe comme foudroyé, quelquefois avec une violence considérable. La face devient tout d'abord d'une pâleur excessive, c'est là un signe qu'il est impossible de simuler. En même temps un spasme tonique raidit le corps et les extrémités ; la tête est renversée en arrière ou bien est fléchie ou inclinée de côté, la bouche est convulsivement fermée, le thorax reste immobile et les mouvements respiratoires sont un instant suspendus ; à ce moment, la perte de la connaissance et de la sensibilité est complète ; la lumière la plus vive, le bruit le plus intense, les brûlures les plus violentes ne provoquent pas le moindre signe de perception.

L'état tétanique ne dure que quelques secondes, la face perd peu à peu de sa pâleur, elle ne tarde pas à devenir pourpre et livide. Des secousses d'abord, comme des commotions électriques, puis des convulsions cloniques s'étendent à la face et aux extrémités ; les dents grincent, se brisent quelquefois, la langue, saisie entre les arcades dentaires, est profondément mordue ; les yeux roulent dans les orbites ; une salive spumeuse, mêlée de sang, s'écoule de la bouche ; puis, après une ou deux minutes, l'orage se calme, la respiration profonde et large s'accompagne d'un ronflement sonore, l'individu tombe dans un assoupissement profond qui dure encore quelques minutes, puis il reprend sa connaissance, ne conservant aucun souvenir de ce qui s'est passé ; il se relève étonné, sombre, irritable, pour reprendre ses occupations interrompues.

L'auteur, que nous citons, fait remarquer, du reste, que l'attaque épileptique peut revêtir les formes les plus variables; elle peut être incomplète, ne se manifester que par l'un ou l'autre de ces symptômes habituels; elle est quelquefois remplacée par un simple vertige, et dans ce cas elle est encore désignée sous le nom d'absence. Enfin, elle peut se manifester sous la forme d'un délire plus ou moins violent, et suivi d'un état de collapsus plus ou moins prolongé, et, alors, on lui a donné le nom d'épilepsie larvée (Dr Morel).

On s'accorde généralement aujourd'hui à reconnaître, depuis surtout les travaux de Schroeder van der Kolk, que l'excitation des nerfs moteurs, qui se traduit dans l'accès d'épilepsie par les convulsions et les autres désordres caractéristiques, a son point de départ dans la moelle allongée et notamment dans les foyers de substance grise de l'isthme encéphalique. Ainsi on trouverait des altérations manifestes à l'origine du nerf hypoglosse, chez les malades qui se mordent la langue pendant leurs accès. On sait, du reste, que l'irritation de la moelle allongée, en vertu de laquelle les convulsions épileptiques se produisent, peut être provoquée par la transmission d'une excitation anormale provenant des diverses régions du cerveau ou de la périphérie du corps.

Quoi qu'il en soit, les attaques épileptiformes se manifestent d'une manière accidentelle et passagère à la suite d'excès alcooliques intenses et répétés; lorsqu'elles se montrent dans l'alcoolisme chronique, comme une forme définitive, elles rentrent alors dans les conditions de l'épilepsie ordinaire.

Tantôt les attaques convulsives sont isolées de toute autre complication, elles n'apparaissent qu'à de rares intervalles sous l'influence d'impressions morales vives ou d'excès nouveaux; tantôt elles reviennent d'une manière périodique et à des époques plus ou moins régulières, et on ne saurait leur refuser alors une certaine gravité.

Les attaques épileptiformes de cause alcoolique s'éloignent souvent du type que nous venons d'indiquer; elles sont presque toujours d'une durée plus longue; le malade peut rester un quart d'heure, une demi-heure, des heures entières sans connaissance, en proie à des convulsions qui se répètent incessamment; elles affectent souvent une forme paroxystique et se reproduisent 5, 6, 10 fois dans la même journée, à de courts intervalles les uns des autres; presque toujours elles sont suivies d'un délire furieux avec hallucinations et dépression morale caractéristiques; enfin elles donnent lieu, plus souvent encore que l'épilepsie ordinaire, à une perte de conscience et à une absence accidentelle de la mémoire, qui peut se prolonger pendant des journées entières. C'est là un des caractères les plus remarquables de ce trouble consécutif à l'attaque convulsive.

On voit alors l'individu marcher devant lui sans but, répondre sans suite aux questions qu'on lui adresse; il ne sait où il va, ni où on le conduit, et il ne se rappelle pas, lorsqu'il sort de cette espèce de torpeur intellectuelle, ce qui s'est passé depuis le moment où les convulsions sont survenues, ni les événements qui ont nécessité son placement dans la maison de santé. Nous reviendrons plus loin sur cette forme d'amnésie alcoolique.

Les attaques épileptiformes cessent d'habitude si les excès ne sont plus continués, si surtout les malades, dont la sensibilité morale est exaltée, sont l'objet de quelques ménagements, et si on éloigne d'eux tout ce qui pourrait être une nouvelle cause de contrariétés. Mais lorsqu'elles se manifestent déjà depuis quelque temps et qu'elles reviennent à des époques plus ou moins régulières, elles se montrent alors comme une habitude acquise, désormais difficile à disparaître. Les individus ne se souviennent pas des attaques auxquelles ils ont été sujets, ils se mordent la langue, mouillent leur lit, si l'accès a eu lieu pendant la nuit, et à cela seul ils s'aperçoivent des convulsions qu'ils ont pu avoir.

La forme convulsive constitue une variété grave de l'alcoolisme, la guérison cependant est un fait qui est loin d'être rare, nous pourrions en citer des exemples incontestables même chez des individus chez lesquels on observait les complications les plus fâcheuses, telles que l'embarras de la parole, l'inégalité des pupilles, l'affaiblissement accidentel des facultés et de la mémoire.

Le nommé G..., entré en 1868, est sujet, depuis environ deux ans, à des attaques épileptiformes violentes, qui se présentent sous une forme paroxystique et ont parfois une durée de 3 à 4 heures. Au moment où survient l'attaque, le malade est pris d'un spasme violent de la gorge, il étouffe et se met à pousser des cris affreux. Il est atteint d'alcoolisme chronique, il faisait des excès d'absinthe et avait été sujet à de nombreux accès d'alcoolisme aigu ; ses facultés avaient enfin subi une atteinte des plus graves ; le délire, auquel il était en proie, présentait un mélange d'idées de suicide et de préoccupations ambitieuses ; dans un accès de fureur, il avait voulu tuer sa femme.

Cette surexcitation cérébrale et les attaques épileptiformes qui l'entretenaient, ont pu cependant disparaître au bout d'assez peu de temps. Depuis, nous avons eu l'occasion de revoir cet individu à diverses reprises, pendant plusieurs années, et nous avons pu constater que sa santé s'était maintenue dans un état favorable. Il a, naturellement, été un partisan et un soldat de la Commune : mais il s'était retiré du combat, dans les derniers jours de la lutte, après avoir reçu une légère blessure ; il avait trouvé l'honneur suffisamment sauvegardé.

Le nommé X..., entré en 1868, sur lequel le certificat immédiat portait le diagnostic de paralysie générale, s'est également guéri dans les mêmes conditions. Il présentait l'embarras de la parole, le tremblement de la langue, des idées ambitieuses ; il buvait beaucoup d'absinthe, et depuis quelque temps il était sujet à des attaques fréquentes et répétées d'épilepsie ; malgré la gravité apparente de sa maladie, il s'est entièrement remis après un traitement d'assez courte durée.

Nous pourrions citer d'autres faits dans lesquels la guérison a été obtenue par suite de la cessation des excès et des conditions d'existence plus favorables dans lesquelles l'individu s'est trouvé placé.

Les attaques épileptiformes et l'épilepsie alcoolique provoquent en général, nous l'avons dit, sur le système nerveux, un trouble dynamique plus considérable que l'épilepsie ordinaire.

Dans la généralité des cas, elles déterminent le retour d'accès d'alcoolisme aigu que nous décrirons plus loin, ou bien un état d'amnésie avec perte absolue de la conscience. Rien alors n'arrive plus à la conscience de l'individu ; on dirait un corps étranger au milieu des personnes qui l'entourent; impossible de fixer son attention, d'obtenir les moindres renseignements sur les faits qui le concernent, et de lui faire comprendre les circonstances particulières au milieu desquelles il se trouve accidentellement placé.

Certaines attaques d'épilepsie peuvent produire à leur suite l'affaiblissement progressif de l'intelligence et de la motilité, qui caractérise alors l'affection désignée sous le nom de démence paralytique. Dans ce cas, on constate un tremblement plus marqué, la lenteur de la parole, une difficulté particulière de la prononciation, une hémiplégie incomplète, l'affaiblissement de la vue et des autres organes de la sensibilité spéciale.

La prédisposition héréditaire, et nous entendons par là celle qui provient de parents épileptiques, est constamment une circonstance aggravante; non-seulement elle donne lieu, à l'occasion des moindres excès, à des attaques d'épilepsie, mais elle donne à celle-ci une gravité particulière.

Le nommé Michiels entre en 1868 à Sainte-Anne, avec des symptômes caractéristiques d'alcoolisme aigu et chronique ; il a des hallucinations et des troubles de la sensibilité générale ; il voit toutes sortes d'animaux, des chiens, des rats qui lui mordent les jambes ; il a, en outre, des attaques épileptiformes, principalement caractérisées par une raideur tétanique avec perte de connaissance, qui durent un quart d'heure environ ; elles sont ordinairement suivies d'un dérangement des facultés plus ou moins considérable.

Il a deux tantes du côté paternel, l'une atteinte d'idiotie, l'autre d'épilepsie.

Nous citerons encore un nommé Harel, entré en 1871, qui fut pris d'attaques épileptiques à la suite d'excès accidentels, et dont la mère était elle-même épileptique.

C'est avec raison que les auteurs ont insisté sur le danger, au point de vue de la prédisposition héréditaire, de l'ivrognerie des parents, et nous pourrions citer nombre d'exemples dans lesquels les enfants de parents atteints d'alcoolisme ont acquis dès leur naissance, ou peu de temps après, cette disposition aux convulsions. Celles-ci apportent, on le sait, une entrave au développement des facultés morales et physiques, et viennent heureusement, dans une foule de circonstances, mettre un empêchement à la prolongation de l'existence.

Nous nous rappelons un malade, placé sous l'influence de l'alcoolisme, dont 9 enfants sur 11 moururent à la suite de convulsions.

L'épilepsie alcoolique présente des caractères spéciaux qui peuvent servir à la distinguer d'autres formes convulsives ; l'alcoolisme lui imprime, jusqu'à un certain point, son empreinte particulière. Les attaques, nous l'avons vu, sont ordinairement d'une durée plus longue et portent sur l'intelligence une atteinte plus considérable. On observe, en outre, les désordres caractéristiques de la sensibilité, les fourmillements, les crampes, les douleurs hyperesthésiques, et après l'attaque, les hallucinations et les accès d'agitation sur lesquels nous aurons encore l'occasion de revenir.

Très-souvent aussi dans l'alcoolisme, les accès épileptiformes s'accompagnent d'une paralysie momentanée de la langue, qui peut disparaître entièrement si les attaques ne se reproduisent plus, mais qui, dans le cas contraire, laisse après elle une gêne et une difficulté particulière de la prononciation.

La paralysie de la langue peut également se montrer en dehors des convulsions, sous l'influence de simples attaques de congestion cérébrale sans perte de connaissance. Elle constitue alors un accident grave qui peut disparaître entièrement une première fois, mais qui n'en crée pas moins une prédisposition, en vertu de laquelle de nouvelles atteintes se reproduisent à des intervalles plus ou moins rapprochés. Il en résulte chaque fois une altération plus grave des facultés, une difficulté plus grande pour comprendre et se souvenir, de l'hébétude, une paresse intellectuelle ; enfin des troubles variables du côté de la vue.

On sait que, pour un grand nombre d'épileptiques, il existe à la périphérie du corps un point de retentissement douloureux qui, bien souvent aussi, devient comme le point de départ et le signal de l'attaque convulsive : on l'a désigné sous le nom d'*aura epileptica*. Chose remarquable, on voit quelquefois chez les individus sujets à ces sortes de convulsions, l'aura partir du bout même de la langue pour s'irradier comme une décharge électrique jusqu'aux parties centrales de la région du cœur. Il semble que, dans ce cas, il y ait une sorte d'irritation transmise aux racines mêmes du nerf hypoglosse.

L'épilepsie alcoolique détermine plus fréquemment peut-être que l'épilepsie ordinaire des accidents nerveux particuliers, qui semblent remplacer les attaques, tels sont les vertiges, les absences, les accès de somnambulisme. Le vertige ne dure que quelques secondes, tandis que l'accès de somnambulisme peut se prolonger un temps plus ou moins long, quelquefois des heures entières.

L'un de nos malades a, depuis deux ans, des attaques d'épilepsie, suite d'excès d'absinthe ; elles reviennent tous les quinze jours environ ; elles s'accompagnent surtout d'une perte complète de la mémoire pour tout ce qui se rapporte aux faits qui suivent immédiatement l'attaque. Alors le malade reste pendant près d'une heure dans un état d'inconscience profonde, il marche devant lui sans but, touche machinalement aux obstacles qui l'entourent, se livre, en un mot, à toutes sortes d'actes désordonnés et automatiques.

Cette disposition aux vertiges et aux accès de somnambulisme peut disparaître elle-même, comme les attaques épileptiques dont elles semblent dépendre, au fur et à mesure que s'éloigne la cause qui les a fait naître, et que l'individu, sous l'influence d'un régime convenable, voit peu à peu ses forces revenir et sa constitution s'améliorer. Le malade, dont nous avons cité plus haut l'exemple, a pu se rétablir après un séjour de quelques mois à l'asile.

On s'est demandé si l'absinthe avait, en quelque sorte, une propriété spéciale et exclusive pour déterminer des convulsions indépendamment de toute autre substance alcoolique, même dans les accès récents d'alcoolisme aigu ; l'expérience clinique nous paraît démontrer le contraire. Il n'est pas rare d'observer des individus qui n'ont jamais fait usage d'absinthe et qui n'en ont pas moins été sujets, à la suite d'autres excès alcooliques, à des attaques épileptiformes. Par contre, nous avons vu des cas d'ivresse profonde et des accès d'alcoolisme aigu violents, provoqués par l'absorption d'une grande quantité de verres d'absinthe dans la même journée, n'être suivis d'aucunes convulsions.

Le Dr Laborde fait remarquer, à cet égard, que l'absinthe consommée à Paris ne contient que peu d'absinthe, et que, par conséquent, les effets nuisibles que peut produire la liqueur du commerce ne doivent pas être imputés à cette plante. (*Société de biologie*, séance de septembre 1871.)

Nous n'en devons pas moins reconnaître que l'absinthe est une liqueur dangereuse et qu'elle prédispose singulièrement aux attaques convulsives : il en est peut-être de même du vin blanc à Paris, de celui surtout qui est livré à la consommation de la classe ouvrière ; nous avons souvent observé des attaques et des vertiges épileptiques survenir à la suite d'excès commis avec cette dernière boisson. Il existe un grand nombre d'ouvriers qui ont la funeste habitude de boire du vin blanc à jeun, et qui en éprouvent par suite les troubles les plus graves.

Nous avons en ce moment encore, dans notre service, un malade qui, sous ce rapport, présente un exemple remarquable.

Le nommé V... nous offre, comme signes caractéristiques d'une forme particulière d'alcoolisme, les symptômes suivants : tremblement considérable, tics nerveux de la face; attaques épileptiformes répétées suivies de perte de mémoire et de délire furieux ; côté gauche affaibli, crampes dans les mollets, morsures de la langue, maux de tête, insomnie, troubles de la vue, amblyopie, il voit se confondre les lignes et les caractères des livres qu'il lit. Cet homme a eu aussi des contrariétés de toutes sortes, il a fait de mauvaises affaires, il a tenu successivement une maison de tolérance, un hôtel dans la rue Saint-Denis, un établissement de perruquier. On observe, en outre, chez lui une sensiblerie remarquable, il pleure sans motifs, surtout après ses attaques, il se désespère au point de s'arracher les cheveux, il a fait enfin plusieurs tentatives de suicide.

Il existe aussi, chez cet individu, une prédisposition héréditaire; sa mère a été aliénée, il a eu une sœur épileptique, il faisait des excès de vin blanc, mais il ne buvait pas d'absinthe.

On rencontre encore des personnes qui ont pu faire, surtout pendant leur jeunesse, des excès d'absinthe, et qui présentent une telle prédisposition aux attaques convulsives, qu'il leur suffit de commettre ensuite les moindres excès pour voir aussitôt se montrer des convulsions plus ou moins violentes.

Nous citerons le fait suivant :

Le nommé Ch..., entré à Sainte-Anne en 1871, a fait, étant jeune, des excès d'absinthe, sans avoir eu malgré cela des attaques épileptiformes. Il avait depuis longtemps cessé cette fâcheuse habitude, lorsqu'à la suite d'excès nouveaux et accidentels d'eau-de-vie, il a été pris de convulsions violentes, qui ont déterminé chez lui un affaissement momentané des facultés avec perte de la mémoire, embarras de la parole, tremblement des membres, etc... Ces accidents, malgré leur gravité apparente, se sont dissipés au bout de peu de temps.

Cet exemple nous fournit une preuve nouvelle de l'inconvénient qu'il peut y avoir d'affirmer de prime à bord un état d'incurabilité, et de la nécessité d'être, en général, fort réservé sur le diagnostic dans de semblables circonstances.

L'intoxication agit avec d'autant plus de violence que l'individu se trouve dans des conditions organiques plus défavorables, c'est ce que l'on remarque, par exemple, chez ceux qui se livrent à des excès de boissons lorsqu'ils sont encore placés dans la période de convalescence d'une affection plus ou moins grave. Nous avons été à même d'observer quelques malades qui, récemment sortis de l'hôpital, après avoir été traités d'une fièvre typhoïde, avaient accidentellement fait abus de boissons ; ils ont été presque aussitôt pris d'attaques violentes, avec maux de tête, délire alcoolique et hallucinations caractéristiques.

La frayeur peut agir dans le même sens et reproduire des attaques chez ceux qui y avaient été sujets autrefois par suite d'excès alcooliques. Nous nous rappelons un malade qui avait eu d'assez fortes convulsions après avoir fait un usage excessif d'absinthe; depuis 2 ans, il semblait guéri de sa maladie, il avait d'ailleurs complétement cessé ses habitudes d'intempérance; il les vit néanmoins se reproduire avec une plus grande intensité à la suite de la frayeur que lui causa le bombardement de son quartier pendant les dernières semaines du siége.

Nous n'insisterons pas davantage sur ce sujet; nous devons examiner rapidement les troubles que l'on peut encore observer dans l'ordre moral et intellectuel.

La peur, l'angoisse, la frayeur sont les symptômes prédominants et quelquefois les plus caractéristiques de l'accès d'alcoolisme. On peut même dire que cette disposition morale particulière est bien réellement le principe générateur et comme le terrain sur lequel se développent les autres manifestations morbides, telles que les hallucinations, les idées de suicide, le délire de persécution, les actes extravagants et comme affolés que l'on observe dans une foule de circonstances.

M. Henri Vivien, dans un feuilleton scientifique du journal le *XIX*e *siècle* (28 avril 1872), a décrit les terreurs que l'on observe dans certaines conditions chez les animaux; il a fait, à ce sujet, des remarques pleines d'intérêt.

Le même phénomène se passe véritablement chez l'homme en proie à une intoxication alcoolique, et les explications fournies par l'auteur, que nous citons, reposent sur des données physiologiques; elles peuvent également recevoir ici leur explication.

« Il faudrait, dit-il, la finesse acquise de Jouffroy pour » désigner cette impulsion confuse de l'instinct et pour » nous faire voir quels degrés a traversés un être calme et » assuré, quand la peur le domine. L'inquiétude du pre- » mier moment, la conception instantanée du danger, les ernières suggestions du sang-froid qui réagit, puis les erceptions confuses, les illusions complètes, les hallucinations de la vue et de l'ouïe, enfin la suppression absoue de la raison et l'exaspération de l'instinct affolé et ncapable de servir, telles seraient peut-être les lignes e ce saisissant tableau.

Dans les lourds après-midi de l'été, quand la pression barométrique est basse et que les hommes, énervés par a chaleur, se sont retirés sous les tentes et les gourbis, lans le sud de l'Algérie, on peut apercevoir des troupeaux ntiers de chevaux, de bœufs être pris d'une soudaine panique. ......L'état sauvage n'est pas la condition nécessaire de la panique; dans nos foires et nos marchés, es bœufs, les vaches, les chevaux, les moutons même prennent, sous l'influence de je ne sais quoi, de ces peurs rréfléchies et se sauvent en désordre, sans souci de leurs gardiens, des chiens du berger et des obstacles.

» Toutes ces observations de panique chez les animaux nous apprennent que ces accidents se rencontrent plus volontiers quand la température est élevée et que la pression barométrique est basse. Ces conditions de température et de pression sont entièrement favorables aux congestions de toute espèce, et le cerveau ne fait pas exception.

» Si la présence du sang est indispensable au jeu régulier le cet organe, et les expériences de Cl. Bernard, Brown-Séquard, Vulpian, etc. ne laissent plus de doute à ce sujet, la congestion prolongée entrave la fonction et nous ne nous étonnerons plus de voir sous l'influence de cet afflux exagéré l'organe perdre rapidement ses modes d'activité.

» Le raisonnement disparaît d'abord, les organes des sens, le nerf optique et le nerf acoustique surtout, pervertis d'abord par cette congestion qui fait voir les objets en songe et fait entendre des bruits effroyables, ces organes s'obtusent et ce n'est pas une métaphore de dire que l'animal en panique ne voit plus et n'entend plus.

» Le reste de l'encéphale, c'est-à-dire la protubérance et » le bulbe, échappent à cette congestion par la distribution » plus restreinte des vaisseaux qui les alimentent, ce sont » ces organes qui président seuls au mouvement des trou- » peaux lancés; le cri, la marche, les mouvements du cœur » et des muscles respirateurs, voilà tout ce qui subsiste chez » les êtres en panique.

» Les descriptions faites par des observateurs distingués » sont remarquables par la précision du tableau, et surtout » par la concordance des détails.

» Qu'il s'agisse de chevaux, qu'il s'agisse de bœufs, il est » démontré que la panique est identique à elle-même et » qu'elle est causée par la suppression complète de l'activité » cérébrale, qui abandonne l'être affolé à l'impulsion de ses » organes nerveux inférieurs.

» Tous ces faits ont leur intérêt, ils nous permettent de » préparer l'analyse psychologique de la peur; ils offrent en » outre une analogie remarquable avec la panique dont » l'homme est parfois le jouet.

» Plus richement doué que celui des animaux, le cerveau » de l'homme subit moins aisément les atteintes de la ter- » reur irréfléchie.

» Une des plus nobles qualités de notre organisation c'est » la faculté de résister à l'inquiétude, d'envisager avec calme » les circonstances, d'analyser pour ainsi dire le danger, et » d'y faire face avec intelligence, c'est le sang-froid. Mais » quand le sang-froid s'ébranle, et que la panique montre » sa face effarée, le désordre est le même; troupeaux » d'hommes, troupeaux de bœufs vont s'engloutir dans la » même confusion. (Henry Vivien, *loc. cit.*) »

La frayeur, la panique offrent naturellement des degrés variables chez les personnes atteintes d'alcoolisme, elle dé- pend des divers modes de congestion cérébrale que l'intoxi- a déterminés.

La physionomie porte l'empreinte caractéristique du senent qui saisit l'individu, soit que la terreur paralyse ses ıvements et le cloue pour ainsi dire à la même place, qu'elle précipite sa fuite, comme on l'observe chez un nd nombre de ces malheureux.

.a fuite, sous l'influence de la frayeur et des hallucinaıs qui en sont la conséquence, est un fait significatif dans coolisme. L'individu s'élance à travers l'espace, sans exion comme sans hésitation, brisant les obstacles qui encontrent sur sa route et frappant ceux qui cherchent rrêter sa course insensée ; il se jette par les fenêtres, ıme par les portes, des hauteurs les plus élevées, sans ci du péril qu'il ne voit pas, se donnant même quelque-volontairement la mort pour échapper à un danger chirique. On voit alors chez ces malheureux, avec la perte toute conscience, une impossibilité complète de juger et pprécier les conditions particulières et anormales dans quelles ils se trouvent placés.

.e nommé D... pris d'un accès d'alcoolisme aigu, voit paraître tout à coup un homme devant lui, tout petit bord, qui devient très-grand ensuite; cette espèce de tôme lui parle et disparaît aussitôt sous la forme d'une nme; saisi de frayeur, il se sauve emportant sa chemise ıs son bras et n'ayant d'autre vêtement que son pantalon.

Un autre, le nommé Lev..., sort également presque nu de logement; il avait vu des chiens, des chats, des lapins rir autour de lui, il avait entendu des coups de tonre, etc... il ne tarda pas cependant à reprendre le calme son esprit et à revenir à une appréciation plus raisonble, mais il conserva pendant longtemps l'idée fixe que la nme de son patron avait mis dans sa boisson une subsıce nuisible.

Les actes commis par les malades dans de semblables conıions portent l'empreinte d'une remarquable singularité d'une véritable brusquerie; rien n'est plus curieux que entendre les explications qu'ils donnent à ce sujet, et que de connaître les mobiles qui les ont dirigés et les impres sions bizarres qu'ils ont alors ressenties. Il serait impossible tant ces manifestations sont variées, d'en tracer un tablea même approximatif.

Celui-ci s'enfuit en secouant ses habits pour chasser le bêtes qu'il s'imagine porter sur lui ; celui-là crie au secours effrayé des menaces qu'il entend ; cet autre se frappe la poi trine de plusieurs coups de son ciseau et va lui-même a poste pour se faire arrêter ; il était en proie à une terreu indicible et se voyait à chaque instant sur le point d'être sai et d'être jeté en prison. — M... croit avoir tué deux de se ennemis, il va faire sa déclaration à la police. — R.... aper çoit des camarades lancés à sa poursuite, il se jette dan un puits pour se soustraire à leur persécution ; il en es retiré sain et sauf tandis que l'un de ses libérateurs péri victime de son dévouement. — B..... pousse d'affreux cri dans la rue, il prétend que la caserne située en face de che lui va faire explosion. — S..... se jette à la Seine pou échapper à ses ennemis. — B... prétend être empoisonné e va chez le pharmacien demander du secours. — C... enten dire qu'on va le couper en morceaux et court au poste pou se mettre sous la protection de l'autorité. — G... prend so vase de nuit pour frapper contre des individus qui ne ces sent de lui causer les plus désagréables sensations sur diffé rentes parties du corps. — J... reste immobile frappé de stu peur, en voyant des espèces de placards qu'on pousse contr lui pour l'étouffer... etc.

On pourrait continuer indéfiniment cette énumératio qui n'a d'autre but que de faire voir quelles sont les sensa tions, les frayeurs et les hallucinations qui caractériser l'état psychologique que détermine dans la plupart des ca l'intoxication alcoolique. On a désigné, on le sait, sous l nom de lypémanie panophobique, une affection mentale qu se manifeste principalement par une sorte d'angoisse, san être accompagnée en général d'hallucinations, ni de délir ystématisé et dans laquelle le malade ne peut rendre compte e la frayeur qui le saisit ; il ne sait pas pourquoi il a peur. On rencontre quelque chose d'analogue dans l'alcoolisme, nais il est rare cependant que l'état de dépression morale 'engendre pas rapidement le délire sensorial si caractéristique, et pour lequel l'excitation des organes de la sensibilité crée déjà une prédisposition particulière.

Quelquefois au si on ne trouve comme symptôme spéial que des interprétations délirantes, ou des croyances rronées qui ne peuvent s'expliquer ni par des hallucinaions ni même par les angoisses et la frayeur qui semblent onstamment dominer l'individu.

Le nommé D..., par exemple, prétend qu'on va enterrer es enfants, il ne sait pourquoi il a cette singulière idée, ersonne ne le lui a dit, au contraire on lui a assuré que ses nfants n'étaient pas malades, mais il ne peut détacher son sprit de cette triste préoccupation.

Une autre se reproche d'avoir commis les plus grands rimes, rien ne peut lui enlever cette funeste pensée. Il est remarquer que c'est dans ces conditions qu'une foule de nalades vont s'accuser à la police de crimes imaginaires. 'est ainsi qu'après le crime de Pantin on a vu un grand ombre d'ivrognes venir se dénoncer comme complices de 'roppmann.

Les interprétations délirantes sont également nombreuses t fort différentes les unes des autres ; l'idée du poison est une de celles que l'on rencontre le plus fréquemment. Ce élire de persécution, qui n'est après tout qu'une variété de ypémanie, survient ordinairement à la suite d'accès répétés 'alcoolisme, et souvent dans les cas de prédisposition hérélitaire ; il rend d'habitude les malades fort dangereux.

Ch... accuse sa femme de le tourmenter de diverses maières, de lui mettre pour arriver à ses fins des poudres dans e qu'il mange, d'arrêter la circulation de son sang ; les iolences auxquelles il se livre obligent celle-ci, qui ne pouvait même croire à un dérangement, à s'adresser à la justice pour obtenir enfin une séparation de corps.

Le nommé R... affirme qu'une femme est de complicité avec ses ennemis pour mettre dans ses légumes et dans sa boisson des substances nuisibles; il prétend que les boulangers eux-mêmes sont gagnés pour mêler du poison au pain qu'ils lui vendent.

Un autre est en proie depuis plus de huit jours à une insomnie et à une agitation que rien ne peut calmer. Il s'imagine que tout le monde dans le quartier lui en veut, que tout ce qui se passe autour de lui est fait exprès pour le contrarier, que les marchands de vin préparent pour lui des bouteilles de différentes couleurs, qu'on le regarde de travers, etc...

Toutes ces interprétations délirantes, comme les hallucinations elles-mêmes, présentent une physionomie caractéristique en rapport avec la disposition morale que détermine l'alcoolisme et qui est comme le point central et pour ainsi dire le pivot autour duquel elles tournent.

Les idées de suicide, chez les individus atteints d'alcoolisme, rentrent dans la même catégorie de phénomènes; elles diffèrent de celles que l'on observe dans d'autres formes d'aliénation mentale, en ce sens qu'elles se manifestent le plus souvent sous l'influence de conditions particulières et accidentelles. Rien n'est plus commun que les tentatives de suicide à la suite d'excès alcooliques accidentels ou prolongés; les relevés statistiques présentent, sous ce rapport, les faits les plus nombreux et les plus incontestables (1).

(1) Les suicides par ivrognerie habituelle, en France, qui étaient, en 1848, de 142, atteignaient, en 1868, le chiffre de 471, chiffre qui marque l'effroyable progression de l'ivrognerie en France. Disons seulement que l'on compte en général 1 suicide de femmes sur 7 d'hommes par le fait de l'ivrognerie habituelle. (E. Decaisne, *Academ. des Sciences*, 5 juin, 1871.)

L'habitude de la boisson détermine peu à peu, chez celui qui s'y adonne, un dégoût profond de l'existence et le détache insensiblement de toute espèce d'intérêt.

Un certain nombre de ces malheureux ont la conscience de leur impuissance et de leur dégradation morale ; ils se sentent incapables de s'arrêter sur la pente dangereuse sur laquelle ils se sont laissé entraîner ; leurs forces morales et l'énergie qu'ils retrouveraient dans l'accomplissement de leur devoir présentent, comme nous le verrons plus tard, une défaillance qu'ils ne peuvent plus surmonter, un découragement que rien ne peut vaincre, et l'idée de suicide les poursuit alors comme le seul remède à une existence qui n'est plus pour eux qu'une source de regrets et d'amères déceptions ; il leur apparaît comme l'unique moyen d'en finir avec des souffrances morales plus intolérables que la douleur physique.

Il est même des malades tombés dans un anéantissement voisin de la stupeur, qui semblent incapables d'aucune espèce d'initiative et qui, cependant, malgré l'état de prostration et d'indifférence dans lequel ils semblent se maintenir, sont continuellement dominés par des idées de suicide dont ils ne peuvent donner aucun motif plausible ; ce que l'on observe surtout chez eux, c'est le sentiment exagéré de leur indignité.

L'idée de suicide, loin de se développer lentement et de se préparer à l'avance, se manifeste souvent brusquement ; l'individu ne pouvant plus opposer la moindre résistance à l'impulsion qui le saisit, la met tout à coup à exécution ; nous verrons plus loin que cet affaissement moral est précisément l'un des effets les plus ordinaires des excès alcooliques, lorsque surtout ceux-ci sont répétés et prolongés.

Nous pourrions citer quelques exemples intéressants sous ce rapport.

Le nommé Auger..., malgré la résolution qu'il avait prise de ne plus commettre d'excès de boisson, reprend de nouveau ses habitudes ; un jour, il rentre à la maison et ne retrouve plus au logis ni sa femme ni ses enfants, qui avaient fini par se lasser de la mauvaise conduite du père ; en se voyant ainsi abandonné, il va de suite se pendre.

Un autre, Bach..., repris d'un accès de dipsomanie, se jette de désespoir sous la roue d'une locomotive.

Mais, chez d'autres individus, le suicide est le plus ordinairement, comme on le sait, la conséquence directe des hallucinations et des manifestations délirantes que développe l'alcoolisme ; l'impulsion au suicide est, dans un grand nombre de circonstances, l'un des caractères prédominants du délire alcoolique. Il est des malades qui commettent, chaque fois qu'ils reprennent leurs habitudes de boisson, les mêmes tentatives de suicide.

Le nommé C... a été plusieurs fois dérangé à la suite d'excès de boisson. Chaque fois qu'il prend un verre de vin plus que d'habitude, il va immédiatement se jeter à la Seine ; il devient en même temps méchant et pleure comme un enfant. Il souffre alors de céphalalgie, d'insomnie et de sensations douloureuses dans diverses parties du corps. Il dit lui-même qu'il n'a pas la tête forte ; il cède, en effet, sans opposer le moindre effort aux impulsions qui viennent le dominer. Il se casse une fois la cuisse en sautant par la fenêtre d'un premier étage.

Nous avons passé en revue les traits principaux que l'on observe communément à la suite de l'intoxication alcoolique ; il nous reste, pour terminer cette étude, à résumer encore, d'une manière générale, quelques autres données dont la connaissance nous paraît indispensable.

L'insomnie, les rêves, les cauchemars sont l'une des particularités caractéristiques de l'alcoolisme, surtout à sa période aiguë.

L'insomnie persiste tant que le malade est sous l'influence de l'excitation alcoolique. Le sommeil est en général interrompu par des cauchemars affreux qui rappellent les hallucinations et les sensations pénibles qui se sont produites pendant la veille. C'est au moment où l'individu fatigué sent ses paupières s'appesantir et qu'il espère voir apporter à ses souffrances un repos si désiré et si nécessaire; c'est à ce moment que les terreurs les plus vives et les visions les plus effrayantes viennent de nouveau assiéger son esprit. C'est alors qu'il se réveille en proie aux plus violentes angoisses, le corps baigné de sueur, et que cet incessant tourment le jette dans une nouvelle surexcitation.

L'insomnie, l'agitation nocturne, les cauchemars peuvent persister longtemps encore après que les principaux caractères du délire alcoolique ont eux-mêmes disparu; il y a, de ce côté, une indication pour le médecin, qui ne doit pas croire à la guérison tant que se manifeste cette impressionnabilité particulière.

La mémoire présente aussi, dans l'alcoolisme, des particularités intéressantes à signaler. Elle s'affaiblit progressivement dans les affections qui tendent elles-mêmes à la démence et à la paralysie; elle est alors en rapport direct avec le degré d'affaiblissement des autres facultés qui caractérise ces maladies.

Lorsque le délire alcoolique est intense, la mémoire reste longtemps confuse; mais le souvenir reparaît peu à peu, d'autant plus net, que l'individu reprend l'entière possession de lui-même et le libre usage de ses facultés.

La perte de la mémoire est accidentelle dans deux circonstances principales: à la suite des attaques épileptiformes d'origine alcoolique et dans les accès d'alcoolisme portés au plus haut degré d'intensité. L'amnésie n'existe alors que pour les faits qui se sont passés, à la suite de l'attaque convulsive, pendant la période de délire qui en est la conséquence. Les individus ne peuvent plus donner à cet égard les moindres explications; ils conservent tout au plus, dans quelques cas, un souvenir extrêmement confus. — C'est là un symptôme caractéristique qui peut faire reconnaître cette orme particulière d'aliénation.

Nous avons rencontré aussi, à la suite de l'ivresse par l'absinthe, une perte de mémoire momentanée, sans attaques convulsives. Le malade, après la guérison de l'accès, avait entièrement perdu le souvenir de ce qui s'était passé pendant la période de délire, essentiellement transitoire, dont il avait été atteint; on sait, qu'en règle générale, les aliénés se rappellent entièrement même les actes les plus extravagants commis dans leurs moments d'agitation.

L'amnésie est inséparable de la perte de la conscience, ainsi que cela a lieu, comme nous le verrons, dans le cas d'ivresse profonde. Les individus sont alors hors d'état de soumettre à leur attention les phénomènes qui se passent autour d'eux et l'on comprend, par suite, que la mémoire ne puisse pas leur retracer le souvenir de faits dont ils ont été inconscients. C'est un des signes caractéristiques de la plupart des délires transitoires, sous l'influence desquels on voit se produire les aberrations les plus étranges et, souvent aussi, les impulsions les plus dangereuses. Les malades ne peuvent en indiquer les mobiles ni rappeler les circonstances au milieu desquelles ils se sont livrés à des actes regrettables.

Nous n'insisterons pas davantage sur cet ordre de phénomènes sur lesquels, d'ailleurs, nous aurons l'occasion de revenir.

En résumé, l'intoxication alcoolique détermine un ensemble de symptômes particuliers qu'il importe de connaître et sur lesquels les auteurs ont déjà appelé l'attention. Presque toujours on les retrouve, à travers même les manifestations délirantes que l'individu peut présenter; ils permettent alors d'établir, dans une foule de circonstances, le diagnostic différentiel.

Nous nous bornerons, pour terminer cette première partie de notre travail, à résumer encore, d'une manière succincte, quelques considérations générales.

L'alcoolisme imprime à la longue, chez celui qui en est atteint, une sorte d'affaissement au point de vue des facultés morales comme à celui des fonctions physiques. L'individu devient alors pusillanime, sans énergie et hors d'état d'opposer la moindre force de résistance aux atteintes physiques ou morales dont il peut être l'objet. Il est sans défense en face des émotions les plus insignifiantes; celles-ci viennent alors exercer sur lui une action nullement en rapport avec la cause qui les fait naître; on voit l'individu perdre tout son sang-froid en présence des situations les moins périlleuses et concevoir, sans motifs, les craintes les plus déraisonnables; ses efforts restent impuissants pour dominer l'agitation qui s'empare de son âme et qui bouleverse son esprit. De même, on voit les affections fébriles les plus légères revêtir tout à coup un caractère de gravité inattendu et présenter des manifestations délirantes nullement en rapport avec la maladie incidente qui les produit.

L'expérience démontre aussi que, chez l'homme adonné à des habitudes de boisson, les moindres contrariétés viennent exercer sur lui une influence des plus fâcheuses; elles sont une des causes les plus actives de l'explosion du délire; et l'on voit alors survenir de véritables accès d'alcoolisme aigu tout à fait en dehors d'excès de boisson nouvellement commis.

On ne saurait nier encore la part importante que la prédisposition héréditaire vient prendre pour développer, conjointement avec l'alcoolisme, l'une ou l'autre des diverses formes d'aliénation mentale. Les faits, à cet égard, sont nombreux et incontestables et nous n'aurons, pour citer des exemples, que l'embarras du choix.

Le nommé R... par exemple, fils de parents ivrognes, se livre à des excès d'absinthe. Dès l'âge de 12 ans, on remarque chez lui une disposition morale fâcheuse; il avait comme des accès de méchanceté et, pour cette raison, il avait été placé dans une maison de correction. Lorsqu'il pousse trop loin ses habitudes de boisson, il est pris chaque fois de la même forme de folie lypémaniaque; il a des hallucinations et il devient soupçonneux, méchant, désagréable.

On peut affirmer que la prédisposition héréditaire rend les accès d'aliénation plus graves, plus fréquents et imprime souvent à la folie un caractère particulier. On dirait que, chez ces malades, les idées fixes et les interprétations délirantes, qui caractérisent leur affection mentale, sont encore augmentées par les sensations bizarres et l'état moral fâcheux qui sont la conséquence des excès alcooliques auxquels ils se sont adonnés.

L'hérédité constitue une disposition réelle à la folie qui, dans la plupart des cas, succède à l'accès simple d'alcoolisme aigu. Nous verrons plus loin aussi que la folie peut alors présenter des formes complexes, difficiles à caractériser et qui simulent quelquefois les états morbides les plus fâcheux, tels que la paralysie générale.

Cette étude fera l'objet de la dernière partie de ce travail.

Nous avons résumé d'une manière succincte, dans l'étude qui précède, les principaux symptômes que l'on voit apparaître, surtout du côté des facultés intellectuelles, à la suite de l'intoxication alcoolique; il nous reste à examiner, dans cette seconde partie de notre travail, les formes mêmes d'aliénation mentale qui peuvent en être plus ou moins la conséquence.

Les excès alcooliques déterminent, nous l'avons dit, suivant les circonstances, la lésion plus ou moins profonde des divers appareils de l'organisme, il en résulte des phénomènes morbides variables dont nous n'avons pas ici à nous occuper; ils se trouvent d'ailleurs longuement exposés dans quelques publications importantes et particulièrement dans les articles publiés par MM. Lancereaux et Fournier, dans les deux nouveaux dictionnaires de médecine.

L'un des premiers effets de l'intoxication par l'alcool est, on le sait, de provoquer l'ivresse. Nous dirons peu de choses de cet état si bien décrit par différents auteurs et surtout par notre savant collègue le Dr Delasiauve.

L'ivresse suit de près l'absorption de l'alcool ingéré en quantité excessive, elle se manifeste d'autant plus vite que les individus se livrent moins souvent à des excès alcooliques. On doit admettre aussi que certaines boissons spiritueuses exercent sur le système nerveux une action plus rapide et développent quelquefois des accidents plus graves.

L'état ébrieux, dit le Dr Fournier auquel nous empruntons une partie de cette description, comporte plusieurs degrés qui constituent en se succédant la scène complète de l'ivresse.

A un premier degré ce sont des phénomènes d'excitation; l'œil est brillant, la circulation s'accélère, la chaleur s'accroît, les idées se pressent; la parole, le geste s'animent, etc. Puis l'individu éprouve un sentiment de vertige qui ne fait que s'accroître, l'intelligence s'obscurcit, les idées s'entremêlent, deviennent incohérentes, le bavardage devient plus inepte, et la raison en achevant de se perdre ne tarde pas à faire place au délire. Le visage trahit ce trouble profond des facultés, l'œil devient hébété, hagard, les paupières s'appesantissent et se ferment à demi. A ce moment l'individu n'a déjà plus la conscience de lui-même, il se livre à des actes extravagants.

Les facultés locomotrices subissent des troubles parallèles, il se produit un défaut d'équilibre; l'homme encore maître de sa raison sent ses jambes mal assurées et marche de travers, il cherche autant que possible à dissimuler cet état. L'incertitude du mouvement s'accroît bientôt et se généralise, les mouvements deviennent indécis, la langue s'embarrasse et l'articulation des mots est de plus en plus difficile. Puis la station devient impossible, et après plusieurs chutes l'ivrogne finit par rester à terre sans pouvoir se relever, dans un état de résolution absolue.

De même la sensibilité générale et spéciale se pervertit, se déprime et s'éteint. Ce sont d'abord des tintements, des bourdonnements d'oreilles, des troubles de la vue, l'œil ne distingue plus qu'à travers un brouillard, n'apprécie plus les distances, voit double, etc... La sensibilité générale diminue pour s'éteindre totalement.

L'abolition de la sensibilité sous l'influence de l'alcool, ajoute le Dr Marvaud (alcool, 1872, p. 31), était un fait connu bien longtemps avant la découverte des principaux anesthésiques, et la torpeur ébrieuse a été utilisée dans quelques cas pour pratiquer certaines opérations chirurgicales.

A cette période de l'ivresse, la rougeur de la face, les battements des artères du cou, le gonflement des jugulaires, la contraction des pupilles, la somnolence, puis le sommeil profond décèlent manifestement le raptus congestif qui se fait vers le cerveau. D'abord accélérée, la respiration se ralentit, devient profonde, stertoreuse et embarrassée. La peau se couvre de sueur, parfois encore des vomissements se manifestent, phénomène heureux en ce qu'il débarrasse le malade d'une partie de l'acool ingéré.

Le dernier degré de l'ivresse est constitué par une sorte d'apoplexie comateuse d'où rien ne peut tirer le malade. L'intelligence, la motilité, la sensibilité sont à la fois suspendues, la pupille se dilate, la température s'abaisse, l'œil devient vitreux et atone. L'homme ivre n'est plus alors qu'un corps inerte, à face pâle ou livide, à pouls misérable, à respiration stertoreuse. Dans cet état on le dit vulgairement *ivre-mort*.

L'ivresse se juge habituellement par un sommeil profond pendant lequel se manifeste une transpiration abondante. Ce sommeil peut se prolonger 16, 24 et même 48 heures dans les cas graves. Au réveil, si l'ivresse a été peu intense, le malade est guéri ; dans le cas contraire, il persiste pendant quelques jours un certain malaise, de la lourdeur de tête, courbature, brisement, accélération légère du pouls (*crapularis febricula*), anorexie avec pesanteur épigastrique, langue saburrale, bouche pâteuse, soif, rapports nidoreux, vomituritions, parfois aussi diarrhée bilieuse, tous symptômes qui indiquent une certaine irritation du tube digestif. Ce malaise se prolonge quelque temps sous forme d'embarras gastrique accompagné d'ictère.

La mort peut être le résultat de l'ivresse, elle se produit généralement au milieu de symptômes d'apoplexie comateuse, stertor, lividité, embarras de la respiration. Quelquefois elle est très-rapide, elle peut même être subite. Ces cas ne s'observent qu'à la suite de grands excès, ingestion excessive d'eau-de-vie, un demi-litre, un litre et même au-delà. Ils semblent même être favorisés par certaines circonstances étrangères, impression soudaine d'un froid rigoureux, émotion vive, colère, rixe, etc. Flourens pense que la suspension des fonctions n'a lieu que quand les toxiques et les anesthésiques ont envahi l'isthme de l'encéphale; cette observation, dit le Dr Racle, ne pourrait-elle pas aussi s'appliquer à l'alcool ?

Les enfants, les femmes, les sujets non habitués aux boissons spiritueuses sont rapidement étourdis par une faible dose d'alcool. De même la vacuité de l'estomac, les mélanges de vins de divers crus ou de diverses couleurs, l'animation du repas, l'excitation morale, etc., paraissent développer rapidement l'ivresse ; il en est de même encore du passage subit d'un air froid à un air chaud. (Voir Fournier, *op. cit.*)

On a distingué deux sortes d'ivresse grave, l'une la forme apoplectique, celle que nous venons de décrire, l'autre la forme convulsive. Certaines liqueurs, dit le Dr Lancereaux (*Dict. encyclop. des sciences méd.*), l'eau-de-vie de grains, de genièvre, les vins frelatés additionnés d'alcool peuvent donner lieu à la forme convulsive. Dans ce dernier cas le malade éprouve une céphalalgie intense, les yeux sont brillants, hagards, les tendons agités de soubresauts, puis il survient une attaque convulsive, ordinairement violente.

Les mâchoires sont serrées l'une contre l'autre et les convulsions ne tardent pas à apparaître pouvant simuler une attaque d'épilepsie ; les secousses convulsives s'étendent aux muscles de la face, aux membres, les dents grincent l'une contre l'autre, une salive spumeuse souvent sanguinolente s'écoule de la bouche, l'attaque se prolonge ordinairement plus longtemps que dans l'épilepsie simple, elle est quelquefois suivie de plusieurs autres qui se succèdent à peu de distance l'une de l'autre. Elle fait place presque toujours à des accès d'agitation et de délire furieux. Alors les malades extrêmement dangereux brisent, déchirent, détruisent les objets qui se trouvent à proximité. Les convulsions et le délire furieux qui les accompagne ou qui en est la suite, présentent une telle intensité qu'il est nécessaire d'employer plusieurs personnes pour maîtriser le malade.

On a encore remarqué que dans cette forme d'ivresse alcoolique les membres exécutaient, plutôt que dans l'épilepsie simple, de grands mouvements, se tordaient d'une façon extraordinaire, ou étaient pris de roideur tétanique. Quoi qu'il en soit, l'individu a perdu toute conscience de ce qui se passe en lui, et lorsque l'attaque est passée, il ne conserve plus le moindre souvenir du terrible désordre qui s'est emparé de toutes ses facultés.

Cet état si alarmant en apparence, dit le Dr Fournier (*op. cit.*), se juge presque toujours en quelques heures d'une façon favorable. Ainsi, sur 18 cas observés par Parcy aucun ne fut mortel. Le danger le plus réel consiste dans les blessures graves que se font ces malades au milieu de leurs accès.

A l'autopsie de ceux qui succombent à la suite de

'ivresse on trouve, suivant le Dr Tardieu, tous les signes le la congestion cérébrale et pulmonaire ou bien l'hémorrhagie méningée.

En résumé, l'alcool porte tout d'abord son action sur les centres nerveux. L'intelligence est la première atteinte, puis les fonctions locomotrices se prennent en commençant par les membres inférieurs; les mouvements respiratoires ne s'affectent qu'en dernier lieu.

L'altération fonctionnelle du système nerveux cérébro-spinal domine en définitive (Dr Fournier, *op. cit.*) la série progressive des phénomènes morbides. A mesure que l'alcool s'accumule dans la pulpe nerveuse, les fonctions cérébro-spinales se pervertissent, s'affaiblissent et s'éteignent.

L'ivresse tient, d'après M. Claude Bernard, à la présence de l'alcool dans le sang et à son action directe sur les éléments nerveux; mais il faut tenir compte, ajoute le célèbre physiologiste, de l'état de la circulation cérébrale dont les modifications sont des accidents qui accompagnent l'ivresse, sans constituer son essence.

Il résulte en effet des recherches faites par Cl. Bernard, et après lui par d'autres expérimentateurs, que la circulation des centres nerveux subit sous l'action de l'alcool deux influences directes et successives : 1° l'hypérémie qui correspond à la période d'excitation; 2° l'anémie qui correspond à la période d'insensibilité et de résolution.

Mais ces phénomènes vasculaires ne suffisent pas seuls pour expliquer le désordre du système nerveux. L'ivresse, dit M. Claude Bernard, ne peut être considérée uniquement comme une conséquence des modifications de la vascularisation générale qu'on observe pendant sa durée. Elle tient à la présence de l'alcool dans le sang et à son action directe sur les éléments nerveux.

Mais en quoi consiste cette action? fait remarquer le Dr Marvaud. Certes, dans l'état actuel de la science, il serait difficile de répondre à une semblable question. On a émis les explications les plus hasardées.

On a invoqué une altération organique des éléments nerveux eux-mêmes, une décomposition du *protagone*; la compression des fibres et des cellules nerveuses par les vapeurs alcooliques ayant une tension élevée (Coze); la propriété pour les substances alcooliques d'arrêter sur place, de catalepsier les fibres nerveuses car, ajoute Maleschot, la pensée est un mouvement de la matière, et les fibres cérébrales entrent en vibration sous l'influence de la pensée et de la volonté; l'alcool après l'avoir excité, arrête ce mouvement de vibration. D'après le même auteur, les anesthésiques et l'alcool qui agit de la même façon, auraient, outre le pouvoir de catalepsier, une autre action, celle de s'interposer chacun à sa manière, entre les molécules nerveuses, de les écarter et de les dissocier plus ou moins longtemps.

Toutes ces théories, dit le Dr Marvaud, ne reposent que sur des hypothèses hasardées, et il y a lieu d'attendre de nouvelles recherches pour les préciser et en tirer des conséquences.

En résumé, l'acool agit sur le système nerveux : 1° par des modifications particulières qu'il apporte à la circulation cérébrale; 2°. par une action directe sur les éléments eux-mêmes, action encore inconnue dans sa nature et indéterminée dans ses caractères, mais qu'il est permis de rattacher sans doute à une lésion organique, soit passagère comme dans l'alcoolisme aigu, soit persistante comme dans l'alcoolisme chronique (Marvaud, *op. cit* p. 41).

On doit constater seulement, ajoute encore l'auteur que nous citons, que les phénomènes initiaux de l'intoxication alcoolique sont les troubles de l'intelligence et l'incertitude des mouvements. Ces résultats indiquent que le cerveau et le cervelet sont atteints en premier lieu, car il n'est pas besoin de s'appesantir sur le rôle que les physiologistes font jouer au cerveau, comme centre des facultés intellectuelles et sur la faculté, plus discutée cependant, dévolue au cervelet comme centre d'équilibre et de coordination des mouvements.

Il y a donc propagation de l'influence alcoolique de l'encéphale à la moelle; mais comment expliquer cette propagation?

Lallemand et Perrin attribuent les effets successifs ainsi produits; à ce que la moelle épinière aurait, par rapport au cerveau, une excitabilité moins prompte et moins énergique sous l'influence des agents médicamenteux ou des toxiques introduits dans le sang.

Cl. Bernard conclut de ses recherches qu'il existe une action par influence, analogue à celle du fluide électrique, exercée par le cerveau sur la moelle épinière.

Nous n'insisterons pas davantage sur ces données de physiologie pathologique, qui ne peuvent encore reposer que sur des hypothèses plus ou moins ingénieuses, on les trouvera exposées avec clarté dans le mémoire récemment publié par le Dr Marvaud; nous nous empressons de revenir à l'étude symptomatologique que nous avons plus particulièrement en vue.

L'ivresse présente, on le sait, des formes très-diverses suivant les individus; le vin est gai pour l'un, triste pour l'autre, violent pour celui-ci, tendre pour celui-là. Elle peut même varier suivant les formes sous lesquelles l'alcool est ingéré, et les mélanges auxquels on l'associe. L'ivresse par l'eau-de-vie est plus profonde, par l'absinthe plus turbulente et plus agressive, etc. (A. Fournier, *op. cit*).

Mais l'ivresse peut aussi donner lieu à de véritables accès de folie transitoire sous l'influence desquels l'individu présente un trouble des facultés plus ou moins considérable. On le voit alors commettre de actes fort dangereux et dont il ne conserve le plus souvent qu'un souvenir extrêmement confus.

Les auteurs ont signalé sous ce rapport les exemples les plus remarquables.

La folie transitoire, dit Marcé, peut consister en une impulsion irrésistible, de très-courte durée, se développant presque instantanément, et disparaissant après la perpétration de l'acte. Rien de plus délicat en médecine légale que l'appréciation des faits de cette nature. L'ivresse peut donner lieu à un accès de folie transitoire et les accidents qui en résultent amènent bien souvent des actions judiciaires dans lesquelles le médecin est appelé à intervenir.

Entre l'ivresse proprement dite et l'accès de folie transitoire qui peut en être la conséquence, ajoute le même auteur, il existe des nuances parfois très-difficiles à apprécier; il ne s'agit pas ici de formes de folie qui peuvent survenir à la suite de l'alcoolisme et qui se présentent avec des caractères si tranchés, sous le rapport des symptômes et de la durée, que personne ne peut les méconnaître, mais bien d'un égarement d'esprit momentané que l'on décrit comme consécutif à l'ivresse et qui n'en diffère, en réalité, que par ce que le délire s'est prolongé au-delà de l'effet ordinaire des boissons enivrantes.

En parcourant les faits de ce genre épars dans les recueils, il ne paraît pas bien difficile, au point de vue pratique, de séparer la folie transitoire suite de l'ivresse, de l'ivresse proprement dite, et par conséquent de lui enlever le caractère d'imputabilité que la loi française et la plupart des arrêts assignent encore à l'ivresse. (Voir Marcé. *Mal. ment. Ivresse* p. 639 et suivant...)

La folie transitoire, ainsi que nous l'avons dit ailleurs (*folie impulsive*, p. 42), reconnaît le plus souvent pour cause spéciale des attaques d'épilepsie; quelquefois les accès de manie aiguë viennent remplacer ces attaques épileptiques elles-mêmes, comme cela arrive pour l'épilepsie larvée.

On l'observe chez les femmes dans l'état puerpéral, ou bien à la suite d'insolation ou d'une impression morale violente et inattendue; elle se manifeste surtout enfin sous l'influence de l'intoxication alcoolique.

Dans tous les cas de délire transitoire, dans ceux particulièrement qui surviennent à la suite d'excès alcooliques, les individus ne conservent qu'un souvenir très-confus des circonstances au milieu desquelles les actes qui leur sont reprochés ont été commis. Ils ne peuvent se rappeler que d'une manière imparfaite les impulsions violentes qui les ont dominés, et presque toujours après l'accès ils tombent dans un état de prostration caractérisé par de la stupeur et de l'hébétude.

Une femme, citée par Toll, éprouvait dès qu'elle avait bu un désir irrésistible de mettre le feu à quelques maisons ; dès que la crise était passée elle avait horreur d'elle-même, néanmoins elle n'avait pas commis ainsi moins de 14 incendies. Cette folie transitoire s'observerait plus souvent, d'après quelques auteurs, à la suite d'excès isolés et non habituels.

C'est sous l'influence d'un semblable délire qu'on rencontre un certain nombre d'individus pris tout à coup d'idées impulsives brusques et nullement motivées auxquelles il leur est impossible de résister ; on les voit alors commettre des actes absurdes, souvent dangereux ; ils vont se pendre ou se jeter à la Seine sans qu'ils puissent indiquer, une fois revenus à eux-mêmes, le mobile des actions qu'ils ont accomplies ; ils affirment même qu'ils n'ont été guidés par aucune espèce de motifs, ils ont été dominés par une force dont ils ne se rendent pas compte et à laquelle ils ont obéi aveuglément. L'absinthe peut être regardée comme produisant à cet égard les effets les plus fâcheux.

L'un de nos malades nous offre, sous ce rapport, un exemple caractéristique : il est pris d'un délire transitoire qui présente, chaque fois qu'il s'enivre, les mêmes caractères et ne dure que quelques heures. C'est un jeune homme âgé de 29 ans, bon ouvrier sculpteur et d'un caractère très-doux ; il boit de l'absinthe et s'enivre intentionnellement avec cette liqueur lorsqu'il est contrarié. Aussitôt que se manifeste l'excitation alcoolique, il devient méchant et violent, et il vaut mieux alors le laisser entièrement livré à lui-même sans lui faire la moindre observation. Dans cet état, en effet, il pourrait devenir extrêmement dangereux; ses idées n'ont plus de suite; il marche devant lui sans but, le regard menaçant; frappant les murs avec son maillet de sculpteur et criant de toutes ses forces. Puis l'orage s'apaise au bout de quelques heures et après l'accès il ne lui reste plus qu'un léger embarras gastrique, un peu de fatigue, une perte complète de la mémoire pour tout ce qui s'est passé pendant la période d'excitation et le regret profond des extravagances auxquelles il s'est livré.

La folie transitoire, suite d'ivresse, présente naturellement des symptômes en rapport avec la prédisposition individuelle et la qualité des boissons ingérées. Il ne nous paraît pas utile d'insister plus longtemps sur ce sujet et de résumer même succinctement les nombreux exemples que renferment les annales de la science.

L'alcoolisme aigu, dont nous devons exposer rapidement les principales particularités, a reçu différentes dénominations; on l'a désigné sous le nom de delirium tremens, délire des ivrognes, monomanie, folie ébrieuse, *crapula potatorum*, encéphalopathie crapuleuse, etc..

C'est à tort qu'on lui a donné le nom de manie alcoolique par suite de l'espèce d'incohérence et de mobilité que présentent ceux qui en sont atteints. L'alcoolisme aigu n'est en effet qu'une folie passagère, et l'on doit réserver le nom de manie à un état plus durable d'aliénation mentale, et d'ailleurs cette affection n'offre pas les symptômes de la manie plutôt que ceux d'une lypémanie à l'état plus ou moins aigu. La physionomie caractéristique qu'elle présente et l'ensemble symptomatologique qui lui appartient méritent certainement de lui réserver une place à part et une description particulière dans le cadre nosologique des maladies mentales.

L'alcoolisme aigu se manifeste sous la forme d'accès, d'une

durée plus ou moins longue, ordinairement à la suite d'excès alcooliques récents, mais il apparaît aussi chez les individus atteints d'alcoolisme chronique, indépendamment d'excès alcooliques nouveaux, et seulement sous l'influence de contrariétés ou d'impressions morales plus ou moins vives.

Il s'accompagne en général, surtout au début, d'un léger état fébrile et d'embarras gastrique : le malade est altéré, la langue est couverte d'un enduit saburral, quelquefois sèche; on observe de l'inappétence, une constipation opiniâtre; le pouls est quelquefois accéléré, la face injectée et la peau couverte de sueur, surtout dans les accès intenses.

La physionomie présente une expression en rapport avec les sensations, les idées et les hallucinations qui bouleversent l'esprit de l'individu; elle offre un mélange d'étonnement et d'hébétude; les actes sont naturellement en corrélation avec l'état d'agitation et sont plus ou moins desordonnés; l'insomnie est surtout caractéristique et persiste longtemps malgré les moyens employés pour la combattre; elle disparaît peu à peu au fur et à mesure que diminue l'excitation elle-même.

L'accès d'alcoolisme aigu se développe en général brusquement, le malade arrive rapidement à un état de surexcitation violente; on observe quelquefois des signes prodromiques, qui apparaissent un ou deux jours auparavant et qui consistent dans une sorte de malaise, d'inquiétude, de fatigue, de sensations douloureuses mal définies, d'insomnie, de cauchemars, puis le délire éclate plus ou moins violent et avec les caractères qui lui sont propres.

Le délire, chez les individus atteints d'alcoolisme aigu, est tellement caractéristique qu'il présente pour ainsi dire la même physionomie chez tous les malades ; ce qui lui donne un cachet particulier, ce sont les hallucinations de la vue et de l'ouïe, les terreurs qui les accompagnent, les actes violents qu'elles déterminent, enfin les troubles de la sensibilité et de la motilité qui sont inséparables de ce désordre des facultés.

Les signes morbides que nous avons décrits dans l'étude précédente se présentent ici d'une manière plus intense et plus aiguë.

Le délire sensorial est bien certainement le phénomène prédominant et le plus apparent ; c'est celui qui frappe le plus l'esprit du malade, dont il conserve, surtout pendant les premiers jours, le souvenir le plus vivace et autour duquel se groupent les idées fixes, les interprétations erronées, la frayeur et l'état de dépression morale. Nous verrons enfin l'hyperesthésie des différents appareils de la sensibilité générale et spéciale produire, quelquefois avec les caractères les plus aigus, un état d'éréthisme et de surexcitation qui nous permettra d'expliquer, jusqu'à un certain point, les désordres remarquables que l'on peut observer dans certaines circonstances.

Les troubles de la vue sont nombreux et pathognomoniques : ils sont en rapport avec l'état de frayeur et d'angoisse que présente l'individu. La mobilité et l'espèce de trémulation et de transformation, d'éloignement et de rapprochement que présentent les images perçues par le malade, deviennent pour lui la cause d'une vive perplexité ; elles lui font concevoir des idées de magie et de sorcellerie et à l'égard de ceux qui l'entourent, des sentiments de méfiance.

Une des singularités les plus remarquables, ainsi que nous l'avons dit, et les plus caractéristiques de l'accès d'alcoolisme aigu, c'est la vue d'animaux qui prennent les formes les plus diverses et plus effrayantes les unes que les autres ; chats, chiens, rats, bêtes féroces de toutes sortes, crapauds, araignées, sauterelles voltigent et sautent de tous côtés, grimpent après les murs, sortent du plancher, du plafond et causent une inexprimable terreur.

Les hallucinations de la vue cependant peuvent reproduire d'autres images, mais elles s'accompagnent toujours d'une excessive frayeur ; ce sont des gens armés, des bandes d'assassins qui courent à la poursuite du malheureux halluciné et dont il cherche à fuir les redoutables menaces. Ou bien encore, ce sont des apparitions, des spectres, des fantômes, des tableaux sanglants, des scènes de meurtre, de carnage, dont le malade cherche en vain à éloigner de ses regards l'affreux spectacle.

On observe encore d'autres désordres du côté de la vue qui se rattachent à l'hyperesthésie des organes de la sensibilité spéciale ; telles sont les lueurs, les flammes, les étincelles, la couleur rouge que revêtent les objets, les douleurs que les individus ressentent au fond des yeux et les sensations bizarres qu'ils accusent de ce côté. On peut enfin constater quelques-uns des symptômes que nous avons déjà indiqués, tels que la diplopie, l'amblyopie, l'affaiblissement plus ou moins momentané de la vue, qui ne permet de distinguer les objets qu'à travers une sorte de nuage, de fumée, de brouillard, etc.

Les hallucinations de l'ouïe sont également fréquentes et caractéristiques dans l'accès d'alcoolisme aigu ; les malades se plaignent de bruits insupportables, de tintements, de bourdonnements d'oreilles, de craquements, de coups de fusil, de sifflements, de bruits de trompettes, etc..., ou bien ils entendent des voix en rapport avec leur état de dépression morale ; ce sont des menaces de mort, des accusations de crimes imaginaires ; l'individu entend dire qu'il sera tué, guillotiné, mutilé, scalpé ; qu'on le brûlera à petit feu, qu'on fera des boutons avec ses os, etc... ; il entend les cris sauvages et les hurlements des loups, des lions, des hyènes qui s'apprêtent à le dévorer ; toutes ces sensations lui causent, on le comprend, la frayeur et l'agitation les plus vives.

Le délire, dit le Dr A. Fournier (*op. cit.*), est en quelque sorte moulé sur les hallucinations, le malade crie au feu, appelle au secours, veut fuir les flammes, sauver les personnes du danger, etc.

La tendance à s'échapper, qui en est le corollaire logique, se présente comme le phénomène le plus naturel et le plus remarquable. L'individu est ici conséquent avec son délire; il fuit les brigands, les voleurs, les animaux qui veulent le dévorer. Il se précipite par toutes les issues, et quelquefois, en raison du trouble des facultés qui dénature les objets extérieurs, il donne la tête contre les murs, se jette par la fenêtre, dans la rivière, etc... Quelqu'un s'efforce-t-il de le contenir, il le prend pour un assaillant et se défend contre lui (Delasiauve).

On a remarqué qu'au milieu même de ces excitations désordonnées, au plus fort du délire, la conscience était rarement anéantie. En interpellant vivement le malade, en lui parlant haut et sur le ton de l'autorité, on peut presque toujours fixer son attention et interrompre le délire. Mais la résipiscence n'est jamais que momentanée, les hallucinations et les divagations ne tardent pas à reparaître (A. Fournier).

La mémoire reste intacte, même au milieu des erreurs nombreuses et confuses dans lesquelles s'entretient le malade, et plus tard il peut exactement rendre compte et des circonstances qui ont déterminé l'explosion du délire et des phénomènes psychologiques qui l'ont caractérisé.

La frayeur et l'angoisse sont, nous l'avons dit, l'un des phénomènes caractéristiques de l'accès d'alcoolisme aigu ; on l'observe avec des degrés variables dans plus du cinquième des cas.

L'individu est effrayé de ce qu'il sent et de ce qu'il perçoit; mais quelquefois il a des frayeurs qui ne sont pas motivées, il ne sait pas pourquoi il a peur, il reste immobile, cloué à la même place, sans pouvoir indiquer la cause de sa terreur. C'est lorsque celle-ci est portée au plus haut degré du paroxysme qu'on voit ces malheureux marcher et courir devant eux, sans savoir où ils vont, brisant et frappant tous les obstacles qui s'opposent à leur fuite ; dans d'autres circonstances, on les voit se rendre simplement au poste pour réclamer près de l'autorité aide et protection.

Les idées fixes sont variables et naturellement en rapport avec les phénomènes que nous venons de décrire.

Un grand nombre de malades sont dominés par l'idée du poison ; ils vont chez le pharmacien faire analyser les boissons dans lesquelles ils prétendent qu'on a mis des substances nuisibles ; tout ce qui les entoure devient pour eux sujet à interprétations délirantes. D'autres sont en proie à des idées de suicide ; ils cherchent à se tuer pour différents motifs, tantôt pour échapper à un danger imaginaire, tantôt pour obéir aux voix qu'ils entendent, qui leur disent qu'ils sont les plus méprisables des hommes et qu'ils doivent par conséquent disparaître de la surface de la terre ; ceux-ci périssent par accident, parce qu'ils n'ont pas aperçu le danger auquel ils s'exposaient ; ceux-là enfin s'ôtent la vie pour obéir à des impulsions isolées, absolument accidentelles et indépendantes de toute espèce de mobile.

Mais ce qui donne à ce délire alcoolique son caractère véritablement distinctif, ce sont les troubles mêmes de la motilité et de la sensibilité ; ils sont extrêmement accentués dans les premiers jours, mais ils ne tardent pas à disparaître au fur et à mesure que l'irritation développée par l'intoxication alcoolique tend elle-même à se dissiper.

Nous ne rappellerons qu'en peu de mots ce qui a été dit à ce sujet dans la première partie de ce travail. Les troubles de la motilité que l'on observe dans le délirium tremens, ainsi que le remarque le Dr Fournier (*op. cit.*), consistent presque exclusivement en une agitation convulsive du système musculaire. Le tremblement est surtout remarquable aux lèvres, à la face, à la langue, aux mains et dans les membres. De là, ajoute l'auteur que nous citons, des troubles fonctionnels corrélatifs : la parole est saccadée, l'attitude incertaine, les mouvements indécis. Les malades sont maladroits ; s'ils veulent boire, ils ne portent le verre à la bouche qu'avec de grands efforts et répandent une partie du liquide; s'ils marchent, la progression est mal assurée, vacillante et ne se fait pas en mesure. La contracture musculaire en un mot manque de précision, de coordination; elle est pervertie plutôt que diminuée. Dans quelques cas, le tremblement se généralise et constitue une sorte de frémissement universel; le malade semble alors vibrer tout entier sous la main (Dr Fournier).

En même temps les individus ressentent une céphalalgie ordinairement violente, accompagnée quelquefois de vertiges, d'étourdissements et d'une insomnie opiniâtre, que rien ne peut vaincre.

Les douleurs hyperesthésiques se manifestent avec une intensité plus ou moins grande; les malades se plaignent de sensations pénibles, circonscrites à une région ou généralisées, superficielles ou profondes; ils leur donnent presque toujours une dénomination bizarre.

Ils accusent des fourmillements, des picotements, des démangeaisons à la surface de la peau, qui leur font croire que leurs habits sont pleins de vermine; ou bien ce sont des souffrances plus violentes situées plus profondément dans l'intérieur du corps, une sensation de brûlure, de morsure, des crampes, la contracture douloureuse des muscles, des doigts, des membres, des mollets, enfin de véritables douleurs fulgurantes qui semblent siéger dans la continuité des os. Toutes ces douleurs extraordinaires augmentent la violence du délire et l'intensité des interprétations erronées. On peut encore observer les mouvements spasmodiques, les soubresauts des tendons et les secousses que les malades comparent à des commotions électriques, et qui paraissent être comme un premier degré de l'attaque épileptique, avec laquelle elles alternent si souvent.

Tels sont, à un point de vue très-général, les symptômes qui caractérisent l'accès d'alcoolisme aigu; ils présentent naturellement tous les degrés, toutes les nuances possibles;

ils peuvent être portés jusqu'à l'état du paroxysme le plus effroyable ; mais ils ont pour caractère de disparaître assez rapidement. Tantôt le délire est calme, à peine apparent; on ne constate qu'une sorte d'agitation, une vague appréhension, de l'insomnie et le tremblement caractéristique; tantôt au contraire le délire est des plus violents, l'individu est en proie à la terreur la plus épouvantable, obsédé par les hallucinations les plus effrayantes, dominé par les idées fixes les plus terribles qui le portent par suite aux actes les plus redoutables.

Le Dr Delasiauve a décrit de la manière suivante la forme suraiguë de l'alcoolisme. Ce qui distingue surtout cette forme, dit ce savant médecin, c'est la prodigieuse activité nerveuse. Le malade n'a ni paix, ni trêve; aucune partie du corps n'est exempte d'agitation. Les membres tremblent, la face vultueuse, rouge, violacée même, grimace par le frémissement prononcé des muscles; les yeux roulent dans les orbites. La peau chaude et brûlante s'humecte d'une sueur profonde, la langue peut conserver sa fraîcheur naturelle, elle est plus souvent desséchée et couverte de même que les lèvres, de croûtes fuligineuses. Communément la soif est vive, inextinguible; la respiration est plus ou moins gênée, l'expression des traits indique une altération profonde. Quant au pouls, tantôt il est accéléré et déprimé, d'autres fois il contraste par son rythme normal avec l'ensemble des symptômes; l'incohérence est complète et tour à tour se peignent à l'esprit les scènes les plus désordonnées. Les paroles se pressent dans la bouche en phrases saccadées, entrecoupées et souvent inintelligibles. Le malade est dans un état d'incessante et de violente agitation, et pour le contenir on est obligé de l'attacher sur son lit ou de le faire maintenir par plusieurs personnes vigoureuses. Enfin on peut observer des secousses convulsives, des rigidités tétaniques et des crises épileptiformes.

L'accès d'alcoolisme aigu est généralement de courte

durée. Ware estimait que sa durée moyenne oscillait le plus ordinairement entre 2 et 3 jours; il se prolonge parfois 4 à 6 jours, rarement au-delà; on l'a vu durer 3 ou 4 semaines, mais ce sont des faits tout à fait exceptionnels. L'exacerbation du délire a lieu surtout à l'approche de la nuit; enfin on peut observer des rémissions et des fluctuations notables.

La guérison s'établit dans la grande majorité des cas; cependant il arrive quelquefois qu'après la cessation des accidents aigus, les désordres se continuent avec une physionomie toute différente, et qu'ils viennent alors caractériser l'une ou l'autre des différentes formes d aliénation que nous décrirons plus loin; mais nous le verrons aussi, celles-ci peuvent encore se développer sans être nécessairement précédées de l'accès d'alcoolisme aigu.

La mort survient dans quelques circonstances à la suite de l'état d'excessive agitation et d'adynamie profonde qui en résulte, quelquefois consécutivement à des attaques convulsives; cette terminaison funeste s'observe surtout dans la forme suraiguë de cette maladie.

Les lésions anatomiques trouvées à l'autopsie sont très-diverses et n'ont rien de caractérique; on trouve communément l'injection des membranes et la congestion du cerveau; elles démontrent que les phénomènes morbides ne sont plus subordonnés à la lésion, et que la maladie doit être considérée comme l'effet d'une modification des centres nerveux sous l'influence spécifique de l'alcool.

Nous avons emprunté les principaux traits de ce tableau à l'excellent article de M. le Dr Fournier sur l'alcoolisme; i nous reste pour compléter cette description à insister encore sur quelques particularités.

L'une des formes les plus graves de l'alcoolisme aigu c'est celle qui s'accompagne de convulsions épileptiques ou épileptiformes; celles-ci, dit Marcé (*Traité des mal. ment.*, p. 620), ne diffèrent en rien des accès ordinaires d'épilepsie;

toutefois ces attaques en se répétant finissent par exercer sur les facultés intellectuelles une déplorable influence.

L'épilepsie alcoolique se montre plus souvent dans l'alcoolisme chronique que dans l'alcoolisme aigu; dans ce dernier cas, les attaques prennent le nom d'attaques épileptiformes ; elles se manifestent alors d'une manière accidentelle et disparaissent avec la cause qui les a produites.

L'épilepsie alcoolique ne doit véritablement prendre ce nom que lorsqu'elle constitue une forme définitive, dans laquelle on voit les convulsions se reproduire sans cause appréciable comme par une sorte d'habitude acquise ; les attaques alors ne présentent pas une violence particulière, elles n'exercent pas enfin sur l'intelligence une atteinte plus profonde, et elles ne nuisent pas à l'existence plus qu'on ne l'observe dans d'autres circonstances. Cette sorte d'épilepsie forme l'une des manifestations de l'alcoolisme chronique que nous étudierons plus loin.

Les attaques épileptiformes sont précédées, mais bien plus souvent suivies, dans l'alcoolisme aigu, d'un trouble intellectuel profond dans lequel on peut remarquer une agitation considérable, l'altération des traits, un délire furieux, des hallucinations intenses et des impulsions plus marquées au suicide et à l'homicide.

Le nommé D... est pris au milieu d'un accès d'alcoolisme aigu, d'attaques épileptiformes ; presque aussitôt amené à l'asile Sainte-Anne, on observe une expression de la figure caractéristique, la physionomie est empreinte d'hébétude et de stupeur. Le délire qu'il présente a pour caractère particulier une perte complète de toute conscience; le malade ignore où il est, les circonstances qui ont nécessité son placement à Sainte-Anne et les mobiles qui l'ont poussé à commettre de nombreuses tentatives de suicide. Ce délire momentané avait entièrement disparu peu de jours après, mais sans laisser dans l'esprit le moindre souvenir de ce qui s'était passé.

Marcé (*op. cit.*) remarque avec raison que des nuances symptomatiques très-accusées séparent l'intoxication alcoolique simple de l'intoxication à l'aide de la liqueur d'absinthe. Chez ceux, dit-il, qui font abus de ce dernier poison, on voit prédominer la stupeur, l'hébétude, les hallucinations terrifiantes. L'affaiblissement intellectuel arriverait avec une extrême rapidité. Il a fait des expériences sur les animaux, afin de constater si l'absinthe exerçait par elle-même une action toxique. Il résulte de ses recherches que l'essence d'absinthe pure que l'on fait avaler aux chiens, aux lapins, à la dose de 2 à 3 grammes, déterminerait le tremblement, de la stupeur, de l'hébétude, de l'insensibilité, et toutes les apparences d'une terreur profonde; à dose plus élevée, elle amène des convulsions cloniques, épileptiformes avec évacuations involontaires, écume aux lèvres et respiration stertoreuse; ces accidents sont du reste passagers et n'entraînent pas la mort.

Le Dr Magnan a depuis continué les expériences de Marcé, dans le service duquel il avait été interne, et ses recherches seraient venues confirmer ces résultats.

Nous avons dit ailleurs ce qu'il fallait penser de ces expériences; nous avons également rappelé l'observation du Dr Laborde faite à la Société de biologie, d'où il résulterait que l'absinthe du commerce contient elle-même bien rarement de l'essence d'absinthe. L'on ne saurait donc attribuer à la liqueur vendue dans le commerce sous ce nom les effets constatés sur les animaux par l'essence d'absinthe.

L'observation clinique n'en démontre pas moins que les excès faits par cette liqueur, lorsqu'ils sont répétés et surtout continués pendant un certain temps, exercent presque toujours sur celui qui s'y livre les effets les plus fâcheux; l'épilepsie alcoolique en est souvent la conséquence. Mais on ne peut être autorisé pour cette raison à conclure, d'une manière absolue, des effets produits chez les animaux à ce qui se passe chez l'homme. Nous avons vu des individus prendre accidentellement 10, 20, 30 verres d'absinthe dans une journée sans être atteints d'attaques épileptiformes, tout en offrant les troubles intellectuels les plus variables; l'on peut observer par contre des personnes prises d'attaques épileptiformes violentes après avoir absorbé même accidentellement et en assez grande quantité du vin blanc par exemple, mêlé à de l'eau-de-vie, lorsque surtout cette dernière est de mauvaise qualité.

Le délire impulsif peut être l'une des manifestations prédominantes de l'accès d'alcoolisme aigu; on voit alors le malade dominé par des idées de meutre ou des idées de suicide qui peuvent le rendre extrêmement dangereux. Ces impulsions violentes se rattachent dans ce cas directement à l'intoxication même; elles cessent au bout de quelques jours, souvent de quelques heures, en même temps que disparaît l'accès d'alcoolisme. C'est un délire absolument transitoire, qui reconnaît une cause spéciale, l'irritation déterminée par la présence de l'alcool sur les diverses parties du système nerveux.

Le nommé R... avait été contrarié dans la journée et s'était mis à boire de l'absinthe; dans la soirée et au moment de se coucher il est pris d'une sorte de délire furieux; il sort de chez lui, nus pieds et armé d'une hachette pour aller tuer sa sœur, qui demeurait à une certaine distance de chez lui; arrivé chez elle ses dispositions changent, il quitte la hachette et se laisse tranquillement reconduire chez lui. Il ne s'est d'ailleurs plus rappelé ce qui s'était passé sous l'influence du délire auquel il avait été en proie. Huit jours auparavant, à la suite des mêmes excès, il avait rêvé qu'on voulait tuer son frère et il avait conservé de ce rêve la plus vive impression. Cet homme présentait d'ailleurs les signes de l'alcoolisme porté à un certain degré d'intensité; il avait des hallucinations caractéristiques, il voyait des animaux qui sautaient et qui subissaient toutes sortes de transformations; on observait des contractions spasmodiques des muscles de la face et le tremblement en masse de la langue : il ressentait de la céphalalgie, des secousses dans les membres, des fourmillements dans les jambes, une sensation de brûlure dans le corps, etc.

Un autre malade, le nommé C..., se précipite par la fenêtre d'un premier étage, il offre du reste tous les caractères de l'alcoolisme aigu ; dans sa chute il s'était fracturé la cuisse gauche et portait sur différentes parties du corps des plaies et des contusions plus ou moins étendues. Lui-même raconte que depuis quatre ans, il est pris de temps à autre d'accès semblables dès qu'il a bu plus que de coutume, — et il boit beaucoup de vin, — il devient méchant, pleure comme un enfant et est dominé par des impulsions nullement motivées, dont il ne peut se rendre compte et qui le portent d'habitude à s'aller jeter à la rivière ; il n'a pas, suivant son expression, la tête forte et il cède brusquement à la première impulsion qui vient le saisir.

Nous rapporterons encore l'exemple d'un malade dont le délire impulsif était, sous ce rapport, extrêmement remarquable. Il avait fait la connaissance d'une assez mauvaise femme, mariée elle-même, qui l'avait peu à peu dépouillé des quelques ressources qu'il possédait; elle exerçait sur lui l'empire le plus absolu. Une fois qu'il est pris de boisson, cette femme refuse de le recevoir, il en conçoit un vif dépit et va de suite se pendre dans sa chambre. Mais la corde trop faible se casse et lorsqu'on pénètre chez lui, on le trouve étendu par terre sans connaissance et ayant une côte fracturée. Il méprisait profondément la personne qui s'était si indignement conduite vis-à-vis de lui, et cependant il affirmait qu'elle avait sur lui une telle influence que s'il était remis en liberté, il courrait de nouveau chez elle. Cet homme, honnête ouvrier d'ailleurs, conserve pendant longtemps un état particulier de dépression morale et d'inquiétude.

Nous verrons plus loin que c'est surtout dans l'alcoolisme

chronique que l'on observe un affaiblissement de la volonté porté à un tel degré que les individus restent incapables d'opposer la moindre résistance aux désirs impulsifs qui peuvent les surprendre ; et c'est là ce qui rend encore plus graves certains accès d'alcoolisme aigu, qui viennent en quelque sorte se greffer sur l'alcoolisme chronique.

L'hallucination se confond aussi dans quelques cas avec l'impulsion, elle en est alors comme l'expression extérieure et la manifestation sensible.

Chez l'un de nos malades l'accès d'alccolisme se traduit par une profonde tristesse, des angoisses très-vives et des impulsions au suicide violentes. Il entend une voix qui lui ordonne de se suicider, et pour lui obéir il se frappe un jour de 50 coups de couteau sur diverses parties du corps.

Il est à remarquer que souvent, après la cessation des principaux accidents, on voit persister pendant encore quelque temps une disposition aux rêves, aux cauchemars, enfin à ces sortes d'hallucinations que l'on a désignées sous le nom d'hypnagogiques. En un mot, le délire sensorial tend à reparaître à ce moment où l'individu commence à perdre la possession de lui-même, c'est-à-dire dans l'état intermédiaire à la veille et au sommeil, et l'agitation qui en résulte vient par suite empêcher un repos qui lui serait si nécessaire.

Les malades peuvent aussi conserver dans la période de convalescence, pendant plus ou moins longtemps, une croyance absolue à la réalité des hallucinations et des illusions dont ils ont été le jouet, de même qu'ils continuent à croire aux persécutions imaginaires et aux tentatives d'empoisonnement dont ils croient avoir été l'objet; ils affirment, par exemple, qu'on a mêlé à leurs aliments, à leurs boissons, des substances nuisibles. Tant que l'insomnie et que cette disposition aux rêves et à ces appréciations erronées persistent, on ne doit pas considérer l'individu comme entièrement guéri. Mais ces derniers vestiges de la maladie ne tardent pas eux-mêmes à disparaitre au fur à mesure que les forces reviennent.

Le traitement de semblables accès doit consister dans l'emploi de moyens simplement calmants et préservatifs; les bains tièdes un peu prolongés, les lotions froides sur la tête, de légers purgatifs, telles sont les indications qui nous ont paru devoir être suivies en pareille circonstance. L'opium, les médicaments actifs, le chloral, ne nous semblent pas devoir être employés sans inconvénients.

Le traitement moral doit agir autant que possible concurremment avec le traitement médical. Rassurer le plus possible le malade, calmer par toutes sortes d'égards et de paroles affectueuses ses angoisses et ses sinistres appréhensions, lui faire comprendre que tout ce qu'il ressent dépend uniquement d'une surexcitation cérébrale, relever son moral déprimé, le placer dans les conditions les plus favorables pour lui faire reprendre le calme intérieur et la possession de lui-même, lui faire voir en un mot tout l'intérêt que l'on porte à sa malheureuse position, telles sont les conditions qui seront remplies avec avantage et qui permettront, dans la plupart des cas, d'abréger la durée de la maladie.

Avant d'examiner les formes d'aliénation mentale qui peuvent être la conséquence d'excès alcooliques, il nous reste à résumer encore d'une manière succincte les principales particularités qui caractérisent l'affection que l'on a désignée sous le nom d'*alcoolisme chronique*.

On sait que sous cette dénomination on comprend un certain nombre de phénomènes morbides qui dépendent de l'altération survenue dans les différentes fonctions de l'économie, par suite de l'intoxication prolongée par l'alcool.

Sans doute l'altération fonctionnelle peut atteindre simultanément ou particulièrement l'un ou l'autre des différents appareils de l'organisme, mais l'on doit admettre que dans tous les cas le système cérébro-spinal est le premier affecté et que presque toujours la lésion est plus marquée de ce côté.

L'alcoolisme chronique, dit le Dr Lancereaux (*Dict. méd. chir.*) s'accompagne de la dégénérescence graisseuse ou de l'inflammation spéciale non suppurative des organes ; il en résulte divers symptômes qui dépendent de ces différentes altérations.

De là des gastrites simples, ulcéreuses, les troubles digestifs qui en sont la conséquence, l'inappétence, la douleur épigastrique, les gastralgies, les nausées, les vomituritions, les gastrorhées que l'on observe si communément chez les buveurs. Ou bien les affections du foie, induration, cirrhose, stéatose, si bien décrites par les auteurs que nous avons déjà mentionnés, enfin ce que les Anglais ont désigné sous le nom de *gin drinkers liver*, chez les buveurs d'eau-de-vie, de gin et d'absinthe. De là encore l'amaigrissement, les douleurs hépatiques, la coloration jaunâtre, ictérique de la peau, enfin l'épanchement ascitique, qui en est une des dernières conséquences.

Magnus Huss a, l'un des premiers, appelé l'attention sur les troubles variables de la respiration, que l'on rencontre chez les buveurs de profession ; il a décrit l'altération si caractéristique de la laryngo-bronchite ; l'épaississement, avec injection violacée et parsemée de taches ecchymotiques, de la muqueuse ; la prédisposition particulière que présentent ceux qui sont adonnés à des habitudes d'ivrognerie aux congestions pulmonaires, quelquefois même aux infiltrations hémorrhagiques des poumons. Il en est de même pour le cœur, dont les parois musculaires deviennent flasques et friables pour subir peu à peu la dégénérescence graisseuse, et, pour le sang, de la déformation des globules rouges, la diminution de la fibrine et l'augmentation du nombre des globules blancs.

Toutes ces lésions ont pour conséquence des troubles fonctionnels variables et plus ou moins intenses sur lesquels nous n'avons pas à insister; ainsi on remarque l'altération de la voix, l'aphonie même, les quintes de toux; les oppressions, si fréquentes chez les buveurs; enfin, les troubles cardiaques et les accidents qui en résultent: la dyspnée, les palpitations, l'infiltration séreuse de la face et des diverses parties du corps, les taches ecchymotiques et le purpura hémorrhagique, qui sont une des conséquences ordinaires de la défibrination du sang.

Tous ces désordres, si nombreux et si variables, ne doivent pas nous occuper ici; nous devons nous borner à examiner très-rapidement les phénomènes morbides que l'on constate du côté du système cérébro spinal.

La lésion des centres nerveux, dit le Dr Lancereaux (*Dict. encycl. des sc. méd.; art. Alcool*), quoique d'une appréciation difficile, ne saurait être mise en doute dans l'alcoolisme chronique, elle présente naturellement des modes et des degrés variables.

A un premier degré, dans le delirium tremens, par exemple, le microscope peut déjà constater l'altération de quelques-uns des éléments anatomiques du cerveau. Les capillaires sinueux et dilatés présentent de place à autre, dans l'épaisseur de leurs parois, des granulations grisâtres ou jaunâtres qui paraissent résulter d'un commencement de désorganisation de l'élément contractile de la paroi; de là le trouble de la circulation capillaire et la stase sanguine. Sur le trajet des parois, dans leur épaisseur et dans leur voisinage, on trouve encore des traînées de grains d'un rouge jaunâtre qui semblent provenir de la matière colorante du sang extravasé.

Les éléments cellulaires de la substance grise, les cellules nerveuses, surtout celles qui avoisinent les vaisseaux malades, sont affectés de la même dégénération; un grand nombre d'entre elles contiennent des granules brillants ayant, quelques-uns au moins, les apparences de petits globules graisseux.

A un degré plus avancé, ces lésions, qui ont pour siége de prédilection la périphérie du cerveau ou du cervelet, les corps striés et les couches optiques, deviennent de plus en plus manifestes. On peut observer alors l'atrophie, avec induration de la substance cérébrale, les épanchements dans les ventricules, l'épaississement de la membrane qui les recouvre, avec production de nombreux corpuscules amyloïdes.

On peut encore rencontrer chez les buveurs, outre ces lésions diffuses, des plaques jaunâtres et des points de ramollissement de la masse encéphalique, dus à une encéphalite partielle et à une dégénérescence granulo-graisseuse des vaisseaux et des éléments nerveux, portée au point de former une véritable émulsion. Cette altération amène quelquefois à la surface du cerveau des dépressions plus ou moins profondes, au niveau desquelles on trouve une sorte de bouillie crémeuse, mélangée avec des détritus de tissu cellulaire. (Calmeil, t. II, p. 279.)

L'induration, le ramollissement, ajoute le Dr Lancereaux, ne sont que des degrés divers d'un même processus pathologique, la dégénérescence graisseuse; en un mot l'abus des alcooliques produirait dans les centres nerveux des modifications anatomiques identiques à celles que l'on observe au sein de la substance hépatique.

L'alcoolisme chronique présente en définitive du côté du système nerveux des troubles variables, en rapport avec les lésions déterminées, depuis les phénomènes provoqués par une simple irritation jusqu'à l'affaiblissement progressif dû à la désorganisation des éléments cellulo-nerveux et des différentes parties du système cérébro-spinal.

De là des symptômes très-divers, suivant l'intensité et suivant le mode d'enchaînement qu'ils présentent; quelques-uns peuvent manquer tandis que d'autres apparaissent avec une prédominance marquée, il en résulte en définitive un ensemble pathologique qui n'en est pas moins caractéristique et qu'il importe de bien connaître.

L'altération de la motilité existe nécessairement dans cette forme d'intoxication chronique, elle peut se manifester comme le symptôme le plus apparent et en quelque sorte pathognomonique : nous nous bornerons à rappeler sous ce rapport les phénomènes que l'on observe et que nous avons déjà décrits ailleurs avec détails.

C'est d'abord, dit le Dr Fournier (*Dict. de méd. et de ch.*), une agitation de certaines parties connues sous le nom de tremblement ; plus tard la puissance musculaire est atteinte et diminuée ; on voit enfin s'ajouter d'autres désordres plus graves, tels que les spasmes, les soubresauts des tendons, les accès convulsifs et les attaques épileptiformes.

Les mains sont les premières affectées, puis les bras, les jambes, la langue, les lèvres se prennent tour à tour. Tout cela, d'abord léger et susceptible d'amendement, s'accroît et devient continu si les excès persistent.

Le plus souvent le tremblement alcoolique consiste en une succession de petites secousses rythmiques ; dans quelques cas, les contractions sont plus étendues et simulent véritablement les spasmes de la chorée, d'où le nom de chorée des ivrognes donné à cette forme par certains auteurs.

A mesure qu'il s'accroît, le tremblement se complique d'un autre désordre fonctionnel plus important, *l'affaiblissement musculaire*.

Cette paralysie alcoolique qui peut s'étendre progressivement des membres supérieurs aux membres inférieurs e aux muscles du tronc, n'est jamais complète ; c'est une parésie plutôt qu'une paralysie vraie. Bien qu'impuissant à saisir les objets ou à marcher, le malade conserve toujours la faculté de mouvoir ses membres. S'il en est autrement, c'est qu'il s'est ajouté à l'influence alcoolique quelque lésion indépendante (Lasègue). D'autre part, les phénomènes affectent une marche centripète, se portant de l'extrémité des membres vers le tronc (Magnus Huss.)

A ces manifestations habituelles de l'alcoolisme, s'ajoutent, dans quelques cas plus rares, d'autres désordres fonctionnels du système musculaire, tels que les spasmes toniques, les soubresauts dans les membres, les crampes, les convulsions partielles ou générales.

Ces accès convulsifs, ajoute le Dr Fournier, peuvent dégénérer en de véritables attaques d'épilepsie. Cette épilepsie alcoolique est très-différente de l'épilepsie ordinaire, en ce qu'elle peut guérir même assez facilement par le régime et la suppression de la cause déterminante.

Les troubles de la sensibilité générale sont moins fréquents et moins constants dans l'alcoolisme chronique que ceux de la motilité. Ils apparaissent d'habitude à une période avancée de la maladie; ce sont ceux que nous avons déjà indiqués; tels sont les sensations douloureuses, les fourmillements dans les extrémités, aux doigts des mains, des pieds, les crampes, les douleurs fulgurantes dans les diverses parties du corps, les secousses nerveuses que les malades comparent aux commotions électriques, enfin la contracture douloureuse des différentes parties du corps. L'hyperesthésie est rarement généralisée, le plus souvent elle est partielle; elle occupe alors une partie limitée du corps, le moindre contact détermine les plus violentes douleurs.

Enfin on peut observer encore l'abolition plus ou moins complète des fonctions sensitives, l'anesthésie limitée aux mains, aux pieds, aux jambes. Celle-ci est rarement complète, elle présente le plus souvent les caractères d'une simple analgésie, elle est d'ailleurs sujette comme les troubles de la motilité à des périodes de rémission, et après avoir duré pendant des semaines et des mois entiers, elle peut disparaître entièrement si l'individu a cessé entièrement ses habitudes d'intempérance, pendant un temps suffisamment prolongé.

L'altération de la vue est moins accentuée que dans la forme aiguë de l'intoxication alcoolique : on observe plutôt une tendance à l'affaiblissement de la vision et à l'amaurose, suite habituelle de l'atrophie des nerfs optiques.

Les troubles intellectuels sont peu apparents dans l'alcoolisme chronique, on les rencontre plus spécialement dans les périodes d'exacerbation qui se manifestent alors sous forme d'accès d'alcoolisme aigu et dont le retour est si fréquent, comme nous le verrons plus loin.

Mais c'est au point de vue moral surtout que l'individu frappé de cette espèce de dégénérescence offre une physionomie caractéristique, qu'il importe de bien faire ressortir Tout est marqué chez lui au coin d'une sorte d'affaissement et de véritable dégradation. Elle détermine enfin une disposition particulière, en vertu de laquelle il perd la raison et se met à délirer sous l'influence des causes les plus légères, des moindres contrariétés et des maladies les plus insignifiantes.

La volonté et la force de caractère sont déprimées à ce point que celui qui est atteint d'alcoolisme chronique n'est plus en état d'opposer la moindre résistance aux influences qui, de près ou de loin, viennent porter atteinte à ses facultés morales. Il subit avec une déplorable facilité les entraînements, les sollicitations, les impulsions, dont à un moment donné il peut être l'objet. Ce n'est plus un homme, c'est plus qu'un enfant, c'est un vieillard.

Il fait preuve en effet d'une sensiblerie puérile, il s'exalte sans motifs, pleure et rit sans raison. On constate dans la plupart des cas un affaiblissement et plus souvent encore une véritable perversion des sentiments, sous l'influence desquels il devient indifférent aux peines, au déshonneur et souvent à la ruine de sa famille, que lui seul a causés et don il devrait être le premier à rougir. Il conserve en présence même des misères qu'il a créées ses tristes habitudes. Le repentir, ce cri de la conscience troublée, ne vient plus agiter son esprit. Cet affligeant tableau présente naturellement des nuances variables.

Le changement de caractère est l'une des premières conséquences de l'alcoolisme chronique. L'individu devient méchant, irritable, violent, il frappe sans cause ceux qui l'entourent, sa femme, ses enfants ; il se plaint de crampes, de céphalalgie, d'étourdissements, quelquefois même il est sujet à des attaques épileptiformes violentes.

La physionomie revêt une expression qui dénote plus ou moins l'abrutissement et l'état de dégradation. Le besoin de boire est impérieux, et, pour le satisfaire, celui qui l'éprouve est capable des actes les plus honteux et quelquefois les plus dangereux. La passion brutale est là qui le domine et le torture, il lui faut à tout prix se soumettre à la tyrannie qu'elle exerce sur lui.

L'un de nos malades, à peine âgé de 18 ans, est atteint d'un délire maniaque transitoire, suite d'attaques épileptiformes déterminées par des excès alcooliques considérables et prolongés ; rien ne peut plus le corriger, ni l'altération de sa santé, ni les remontrances de sa famille, ni les corrections qui lui ont été infligées, ni les épreuves qu'il a dû subir ; il lui faut de l'argent pour boire, il l'exige impérieusement et il déclare qu'il continuera à voler, si on ne lui en donne pas.

Ces malheureux deviennent le fléau de la société, comme ils sont celui de leurs parents ; ils n'ont plus le sentiment du respect des autres, ni celui de leur propre dignité ; rien ne les émeut, ni la misère, ni le désordre qu'ils sèment autour d'eux, ni le scandale qui en résulte ; ils sont absolument insensibles à tout ce qui d'habitude vient affecter l'homme sensible et moral, en un mot ce pouvoir qui est l'un des plus nobles attributs de l'humanité, qui stimule les facultés et leur imprime une direction convenable, qui est aussi la source la plus féconde des actions honnêtes, fait entièrement défaut chez eux.

Quelquefois cependant ils conservent encore la conscience de leur propre indignité et de l'impuissance dans laquelle ils se trouvent pour dominer leur détestable passion ; alors ils se font horreur à eux-mêmes, ils conçoivent d'eux un profond dégoût ; ils sentent qu'ils sont pour tous un objet de vive répulsion ; tristes et ennuyés, le suicide leur apparaît comme une suprême solution aux maux qu'ils endurent. On a dit avec raison que l'alcoolisme chronique crée pour celui qui en est atteint une vieillesse anticipée.

Non-seulement l'individu se montre d'une sensiblerie que rien ne peut motiver, mais, nous l'avons déjà fait remarquer, il délire sous l'influence des moindres excitations, des inflammations les moins graves ou d'un état fébrile peu important.

H... est affecté d'alcoolisme chronique, il présente en outre une prédisposition héréditaire fâcheuse. Chaque fois qu'il est pris d'un des accès de fièvre intermittente auxquels il est sujet, on observe aussitôt chez lui un délire maniaque momentané, qui disparaît avec la fièvre qui l'a amené ; il en est de même lorsqu'il souffre d'angine, de grippe ou de quelque autre maladie.

Beaucoup de ces malades disent eux-mêmes qu'ils ont la tête faible et qu'il suffit des moindres contrariétés pour leur faire commettre quelque sottise.

Le nommé C... a des habitudes d'ivrognerie, dès qu'il a avec sa femme la plus légère discussion, il va dépenser dans les maisons de tolérance et en extravagances de toutes sortes les épargnes de la famille.

Calm... est irritable, un rien suffit pour le déranger et dès qu'il a commis le moindre excès, il cherche à étrangler sa femme.

L'état moral des individus atteints d'alcoolisme chronique mérite d'être étudié attentivement ; en dehors de toute manifestation délirante, d'un trouble intellectuel nettement accusé, on observe chez eux, ainsi que nous l'avons dit, tous les signes d'un affaiblissement plus ou moins profond du sens moral; leur tenue est négligée, malpropre; l'absence de tout respect humain, leurs habitudes crapuleuses, l'égoïsme, l'indifférence pour tout ce qui ne se rapporte pas à eux, finissent par les rendre, pour ceux qui les entourent, un objet de crainte, de fatigue et de soucis de toutes sortes.

Le Dr Lasègue avait déjà fait cette remarque, que c'est dans de semblables conditions que l'on voit survenir des accès d'alcoolisme aigu chez des gens qui depuis quelque temps n'avaient commis aucune espèce d'excès; il a suffi pour cela des moindres incidents pour en déterminer l'explosion; c'est ce que l'on constate par exemple chez des prisonniers, enfermés depuis quelque temps, ou chez des individus en traitement depuis plus ou moins longtemps dans un service d'hôpital; nous pourrions citer sous ce rapport les exemples les plus remarquables.

Le nommé G... se fracture le fémur à la suite d'une chute, c'est un homme atteint d'alcoolisme chronique, qui ne peut plus supporter le moindre excès de boisson. Il est pris plusieurs jours seulement après son entrée à l'hôpital d'un accès intense d'alcoolisme aigu; le délire sensorial surtout est très-manifeste. Il voit des rats, des souris entourer et remplir son lit, des voleurs qui viennent emporter ses effets, des flammes qui sortent du plancher, des gens armés qui menacent de le fusiller; la frayeur que lui causent de pareilles hallucinations le jette dans une angoisse considérable.

On sait, ainsi que l'a d'ailleurs établi une discussion récente à l'Académie, que dans l'alcoolisme la dépression de la vitalité donne le plus souvent un certain degré de gravité aux affections incidentes; il y a dans ce fait pour le traitement des maladies internes, comme pour celui des affections chirurgicales, une source de danger et de difficultés sérieuses. On doit enfin ajouter que l'intoxication alcoolique détermine fréquemment aussi l'appauvrissement du sang, la gêne et l'embarras de la circulation et de la respiration, les infiltrations séreuses qui en sont la conséquence, la pâleur et la bouffissure de la face, l'oppression et les palpitations, etc.

L'une des formes les plus graves de l'alcoolisme chronique est bien certainement *l'épilepsie alcoolique*. Nous ne reviendrons pas sur ce que nous avons dit à ce sujet dans une précédente partie de ce travail ; nous nous bornerons à quelques observations.

L'épilepsie qui se rattache à l'alcoolisme chronique constitue une maladie acquise, d'une durée ordinairement longue, lorsqu'elle n'est pas définitive ; les accès se reproduisent à des époques indéterminées plus ou moins rapprochées et en dehors de toute cause appréciable. Les attaques épileptiformes se montrent au contraire, ainsi que nous en avons fait l'observation, comme un phénomène morbide accidentel, en rapport avec l'accès d'alcoolisme aigu, ou avec toute autre cause qui vient les déterminer. On sait qu'on les rencontre à la suite de blessures, de chutes, de coups sur la tête, de lésions traumatiques du crâne, de congestion, d'hémorrhagie cérébrale ; elles accompagnent certaines périodes et même quelques formes de la paralysie générale ; on les trouve enfin dans quelques empoisonnements autres que ceux déterminés par l'alcool ; en un mot elles ne se manifestent pas en dehors de la cause immédiate qui vient directement les produire.

L'épilepsie d'origine alcoolique, comme l'épilepsie ordinaire, constitue alors une maladie trop souvent définitive, ayant ses caractères, ses conséquences, ses complications, se manifestant sous l'influence des lois encore mal appréciées, qui régissent les phénomènes de la vie organique.

Au point de vue symptomatologique, il est d'ailleurs assez difficile de distinguer l'attaque épileptiforme de l'attaque épileptique ; on peut dire, d'une manière générale, que la première est d'ordinaire plus longue, qu'elle se manifeste plus souvent sous la forme paroxystique et qu'elle porte sur le cerveau un ébranlement plus considérable. L'épilepsie alcoolique n'est pas du reste, comme nous l'avons déjà remarqué, une affection absolument incurable, bien souvent elle est entretenue par la continuation des excès, elle peut disparaître lorsque ceux-ci ont eux-mêmes entièrement cessé. Lorsqu'elle existe depuis un grand nombre d'années, il est, on le comprend, bien difficile d'en espérer la guérison.

Dem... est sujet depuis 25 ans à des attaques d'épilepsie, survenues à la suite d'excès de boisson ; elles se manifestent surtout la nuit ; il se mord alors la langue et mouille son lit ; à cela seul il reconnaît qu'il a eu sa maladie ; celle-ci, malgré sa fréquence et sa durée déjà ancienne, n'a pas du reste porté sur ses facultés une atteinte aussi profonde qu'on pourrait le croire. Ordinairement après les accès il éprouve quelques accidents qui se rattachent à l'alcoolisme aigu et qui disparaissent assez rapidement : ainsi il a des tintements, des bourdonnements d'oreilles, des hallucinations ; il voit et entend parler son père et sa mère, morts depuis longtemps ; sa vue s'affaiblit momentanément ; il se plaint encore de sensations douloureuses comme si des mouches voltigeaient à la surface des membres et sur d'autres parties du corps, etc.

L'épilepsie alcoolique s'accompagne quelquefois aussi, à la suite de certaines attaques, d'une perte plus ou moins complète et accidentelle de la parole : c'est la forme particulièrement grave de cette maladie. Cette paralysie de la langue se rencontre, on le sait, dans quelques attaques de congestion cérébrale qui accompagnent la paralysie générale à son début. On la voit disparaître au bout de quelques jours pour se reproduire avec un caractère plus fâcheux à la suite de nouveaux accès, et persister enfin en s'aggravant d'une manière insensible.

Chez quelques malades, l'aura épileptique semble partir, comme une décharge électrique, de l'extrémité même de la langue pour s'irradier vers les parties centrales du corps.

L'un de nos malades présente sous ce rapport un exemple remarquable. Il a depuis 2 ans des attaques d'épilepsie avec paralysie de la langue. Il est conduit à Sainte-Anne après avoir eu son attaque dans la rue ; il avait été arrêté sous la prévention d'outrage public à la pudeur. Il a des frayeurs et des hallucinations caractéristiques ; celles-ci consistent dans la production d'objets fantastiques qui se transforment successivement en fleurs, en animaux, en serpents et qui sont en même temps animés de mouvements incessants. Lorsque son attaque a lieu, il est comme foudroyé, mais il sent quelques instants auparavant une sorte d'aura, comme une secousse électrique, qui part de la langue et s'irradie à la région du cœur ; il existe en outre chez lui une obtusion de la sensibilité limitée aux mains et à la partie inférieure de l'avant-bras. Cet individu faisait des excès alcooliques et particulièrement des excès d'absinthe. Il est sorti après avoir éprouvé une amélioration très-notable dans sa situation.

On peut rencontrer d'ailleurs, chez les alcooliques épileptiques, les formes d'aliénation mentale les plus diverses et chez quelques-uns un délire religieux empreint de mysticisme et d'extase.

Le nommé D... est atteint de cette espèce d'épilepsie ; au début les attaques étaient suivies d'un délire religieux qui a fini par devenir définitif. Il avait aussi été sujet à des accès d'excitation maniaque, dont il n'avait pas conservé le souvenir et sous l'influence desquels il avait fait plusieurs tentatives de suicide.

On remarque chez lui, surtout dans les moments d'exaerbation de son délire, une expression caractéristique de a physionomie qui dénote suffisamment les idées qui le lominent. Immobile, les yeux dirigés vers le ciel, il répond entement et par de courtes paroles aux questions qu'on lui adresse : il dit alors qu'il a offensé le bon Dieu, qu'il n'a pas dit ses péchés en faisant sa première communion ; il entend les reproches que Dieu lui fait. Il était à genoux en prières au milieu de la rue lorsqu'il a été arrêté. Dans la période aiguë de son délire, on le voit rester des journées entières dans une sorte d'extase, se frappant la poitrine et la tête pour expier les fautes qu'il a commises, refusant de manger pour faire pénitence ; d'autres fois il est pris d'un rire convulsif, dont il n'explique pas le motif et tient le regard toujours tourné vers le ciel. Le calme se rétablit enfin après trois ou quatre jours, il reprend alors ses habitudes de travail et se montre un ouvrier intelligent.

Souvent les fortes attaques d'épilepsie laissent après elles un état de dépression morale profonde, caractérisée par de la tristesse et un découragement que rien ne peut vaincre.

L'un de nos malades croit alors que sa femme est morte, qu'il devra passer devant les tribunaux ; il s'imagine avoir assassiné l'un de ses amis ; la nuit il voit des chiens noirs, il ressent des crampes dans les mollets, il croit qu'un chien l'a mordu à la joue, etc. Ces attaques remontaient à plusieurs années et dans les derniers temps elles étaient devenues très-fréquentes ; elles ne reconnaissaient d'autre cause que des excès de rhum ; elles ont fini cependant par disparaître après un traitement de quelques mois.

Les attaques convulsives suite d'alcoolisme chronique, peuvent amener à leur suite, comme l'épilepsie ordinaire, des paralysies partielles avec atrophie et déformation des membres ; cette complication consécutive à la lésion organique du cerveau se présente d'ailleurs dans des cas tout à fait exceptionnels.

En résumé, l'épilepsie alcoolique offre des caractères qui

permettent souvent de la distinguer de celle qui est produite par d'autres causes, et particulièrement de celle qui remonte à l'enfance ou qui a été déterminée par des impressions morales plus ou moins violentes.

On retrouve en effet dans cette maladie les signes habituels de l'intoxication alcoolique : le tremblement des muscles de la face, de la langue, des mains ; les troubles de la sensibilité générale, les douleurs hyperesthésiques siégeant à la surface ou dans les parties profondes du corps ; la contracture douloureuse des membres, enfin les désordres survenus du côté de la vue. Les accès d'agitation et le délire qui suivent les attaques épileptiques présentent une physionomie qui rappelle les symptômes habituels de l'alcoolisme ; ainsi on observera le délire sensorial et l'état panophobique qui caractérisent la forme aiguë de cette intoxication. Quelquefois on pourra rencontrer cette espèce d'absence intellectuelle, ordinairement de courte durée, mais qui peut se prolonger pendant plusieurs jours et dont nous avons déjà parlé ; le malade sous l'influence de ce trouble particulier, marche sans but devant lui, répond au hasard aux questions qu'on lui adresse et se montre absolument inconscient de ce qui se passe autour de lui ; plus tard lorsque l'intelligence sort de ce singulier sommeil, il lui est impossible de se rappeler, et encore moins d'expliquer les actes extravagants auxquels il s'est livré. Il est rare que, même dans cette forme d'amnésie accidentelle, on ne rencontre pas quelques uns des symptômes qui caractérisent l'alcoolisme ; enfin les renseignements commémoratifs pourront encore mettre sur la voie du diagnostic différentiel. On comprend combien il importe d'être bien fixé à cet égard, puisque l'épilepsie d'origine alcoolique présente des chances plus grandes de guérison. Nous n'avons pas besoin d'ajouter que la démence paralytique est une terminaison ordinaire de cette maladie lorsque surtout les attaques se montrent depuis déjà longtemps, lorsqu'elles sont fortes et qu'elles se répètent d'une manière fréquente et avec une certaine intensité.

Ces excès de boisson, soit qu'ils se manifestent d'une manière tout à fait accidentelle, soit au contraire qu'ils se prolongent pendant un certain temps et qu'ils offrent alors les caractères d'une véritable intoxication, sont une des causes fréquentes de l'une ou l'autre des diverses formes d'aliénation mentale. C'est là un fait que l'expérience clinique et les relevés statistiques faits par différents auteurs, établissent d'une manière incontestable.

On s'est demandé si le délire présentait dans ce cas une physionomie et des caractères qui pussent permettre d'en soupçonner l'origine. Présentée sous cette forme la question ne saurait être, à notre avis, susceptible d'une solution satisfaisante.

L'aliénation mentale peut être la conséquence d'excès de boisson alors même qu'ils n'auraient déterminé aucune espèce d'intoxication; lorsqu'au contraire celle-ci existe, on peut en suivre les effets sur l'économie, même à travers les formes d'aliénation mentale les plus diverses; et dans ce cas la maladie mentale présente une double physionomie, celle qui lui est propre et celle que lui imprime l'intoxication dont elle est entachée. Nous résumerons rapidement les observations qu'il nous a été possible de faire sous ce rapport.

Nous avons dit que l'aliénation mentale pouvait se montrer à la suite même de l'accès d'alcoolisme aigu; mais le plus souvent elle se produit indépendamment de cet accès et comme une conséquence de l'excitation entretenue par les habitudes d'intempérance. Il ne faut pas oublier non plus que là plus qu'ailleurs les causes sont nombreuses et leur action complexe, et que l'on doit tenir grand compte de la part commune qu'elles apportent au développement de la maladie. On doit placer en première ligne la prédisposition héréditaire dont l'influence est, on le comprend, extrêmement marquée; puis les impressions morales, telles que les désordres, les scènes violentes, les pertes d'argent, les difficultés de l'existence, la ruine et la misère que créent presque toujours autour de l'ivrogne les tristes habitudes auxquelles il se livre; enfin on peut encore rencontrer diverses affections physiques, les coups, les chutes, les blessures, la frayeur et l'irritation qui en résultent; toutes ces circonstances, nous le répétons, agissent concurremment pour déterminer un état d'aliénation plus ou moins grave, et dans l'examen qui peut être fait au point de vue étiologique, il faut faire la part de ces différentes influences.

Les formes d'aliénation mentale les plus diverses peuvent être la conséquence des excès de boissons; elles présenteront naturellement les caractères qui leur sont propres; mais dans un grand nombre de circonstances il ne sera pas impossible à des signes particuliers d'en reconnaître l'origine alcoolique.

Le Dr Morel a voulu assigner aux folies alcooliques, comme il les a appelées, un caractère spécial que l'observation clinique ne paraît pas démontrer. Dans son essai de classification étiologique des maladies mentales, cet auteur distingué a admis un deuxième groupe qu'il a intitulé aliénation mentale par intoxication. Suivant lui (*Tr. des maladies mentales* p. 254), dans les troubles intellectuels qui sont dus aux diverses substances ébriantes ou toxiques, on remarque plus que dans toute autre variété de folie, la manifestation de ces relations intimes qui existent entre la nature de la cause et le trouble fonctionnel ou la lésion de l'organe. Il en résulte des symptômes propres et il se produit invariablement dans la sphère des fonctions physiologiques et intellectuelles des désordres et des troubles qui sont identiquement les mêmes chez tous les individus soumis à ces causes. Il ajoute plus loin : « l'ingestion des liqueurs alcooliques suscite chez les ndividus des perturbations identiques du système nerveux els sont le délire avec hallucinations spéciales, troubles du système digestif, tremblement des membres, anesthésies partielles, convulsions, contractures, et finalement la mort » p. 262, *op. cit.*).

Le Dr Morel s'est borné, on le voit, à décrire dans ses groupes de folie par intoxication alcoolique les symptômes propres de l'intoxication alcoolique, mais il n'a cherché nulle part à démontrer ce que pouvait avoir de spécial sous ce rapport les diverses espèces d'aliénation causées par excès de boisson. Il n'a pas examiné en vue d'étayer son système de classification si, en dehors des accidents qui se rattachent à l'alcoolisme aigu ou chronique, qui doivent être alors considérés comme une complication et qui d'ailleurs peuvent ne pas exister, il existait pour les folies d'origine alcoolique, au point de vue surtout du délire, des signes particuliers assez bien caractérisés pour permettre de découvrir, dans tous les cas, la cause qui était venue les produire. C'est cette étude qu'il eût été important de faire surtout au point de vue où s'était placé le savant auteur dont nous rapportons l'opinion.

Les habitudes d'intempérance et les excès plus ou moins répétés d'alcoolisme aigu entrent, nous l'avons dit, pour une part importante dans le développement de la folie; c'est un fait incontestable, que de nombreuses statistiques ont mis hors de doute. Un grand nombre d'individus atteints de lypémanie, de stupeur, de manie, de paralysie générale ne doivent leur triste maladie qu'à ces déplorables excès. Les différentes formes d'aliénation mentale dont ils ont été atteints, ont-elles présenté une physionomie spéciale, un caractère particulier? C'est ce que nous avons cherché à examiner et dans ce but nous avons consulté l'observation de plus de 300 aliénés, qui avaient notoirement fait des excès alcooliques avant le développement de leur maladie; nous résumons ci-dessous le résultat de nos observations.

S'il est possible de suivre, comme nous l'avons dit, dans la généralité des cas, à travers les manifestations délirantes que présentent les aliénés, les traces de l'intoxication dont ils peuvent être atteints, on n'en doit pas moins reconnaître qu'en dehors de ces signes, la folie ne présente pas de physionomie véritablement caractéristique. Celle-ci, comme nous l'avons déjà remarqué, peut débuter à la suite d'un accès d'alcoolisme aigu ou sous l'influence de l'intoxication chronique, et alors les symptômes qui la caractérisent se mélangent à ceux qui se rattachent à l'alcoolisme; tantôt au contraire, elle se développe consécutivement aux excès eux-mêmes, sans que ceux-ci aient déterminé aucune intoxication, et dans ce cas on peut observer quelques particularités que nous indiquerons succinctement.

Nous devons ajouter que des individus atteints d'aliénation mentale peuvent aussi commettre sous l'influence même de leur excitation maladive des excès alcooliques et être pris alors d'une attaque d'alcoolisme aigu plus ou moins bien caractérisée. On voit alors celle-ci se manifester avec les signes qui lui sont propres : l'insomnie, les hallucinations, les frayeurs, le tremblement spécial, etc... et, une fois l'accès d'alcoolisme passé, l'individu reprend les idées fixes, les aberrations de la folie, momentanément interrompue, ou plutôt masquée par le nouveau trouble mental qui était venu se greffer sur elle.

Sous le nom de *manie congestive* on a désigné une forme d'aliénation mentale particulièrement liée à un embarras de la circulation cérébrale. Admise par quelques auteurs elle a été rejetée par d'autres; son existence ne nous paraît cependant pas devoir être mise en doute; nous devons ajouter qu'on l'observe d'une manière assez fréquente à la suite d'excès alcooliques. Les symptômes qui la caractérisent et la physionomie qu'elle présente la font souvent confondre avec la paralysie générale. C'est en effet le même état d'oppression cérébrale, de trouble intellectuel profond, d'affaiblissement des facultés et même d'accidents paralysiformes et de délire ambitieux que l'on rencontre dans la paralysie générale.

Il importe cependant de ne pas confondre ces deux maladies entre elles; le pronostic diffère essentiellement dans l'un ou l'autre cas; et ce serait en effet chose regrettable, au point de vue scientifique, comme à celui du traitement et surtout dans l'intérêt de l'individu et dans celui de la famille, de diagnostiquer une affection absolument incurable. L'erreur serait d'autant plus fâcheuse que dans la plupart des circonstances l'événement ne tarderait pas à démentir un jugement porté avec trop de précipitation. On voit en effet des malades se rétablir complètement et presque miraculeusement après avoir présenté les signes en apparence les plus graves et qui pouvaient faire croire à une paralysie générale même déjà avancée.

Quelques médecins ont bien prétendu qu'il n'y avait là qu'un temps d'arrêt, une sorte de rémission plus marquée et que l'individu, tôt ou tard, devait être repris de sa paralysie générale s'il ne devait être enlevé par quelque maladie incidente. Cette assertion nous paraît inadmissible. Les faits rapportés par des médecins d'une autorité incontestable, ceux que nous avons nous-même observés ne nous permettent pas d'adopter cette manière de voir.

M. le Dr Ach. Foville, dans un travail important, a rapporté des faits intéressants de manie congestive et résumé tout ce qui a trait à ce sujet. (*Folie des grandeurs*, 1871.)

Pour M. Baillarger, il existe des folies congestives qui ne sont pas la première période de la paralysie générale, mais qui sont, dit-il, encore moins des folies simples.

Il a proposé de donner le nom de manie congestive à des accès d'aliénation mentale caractérisés par de l'excitation maniaque avec prédominance d'un délire des grandeurs diffus, contradictoire, incohérent, présentant peu ou point d'embarras de la parole et pouvant se terminer par la guérison.

R.F.

Cette manie congestive différerait de la paralysie générale par l'absence ou le peu d'intensité des troubles de la motilité et par la terminaison moins constamment funeste. Elle différerait de la manie simple par sa plus grande gravité parce qu'à côté de quelques cas de guérison, il y en aurait beaucoup qui aboutiraient à la démence paralytique ; elle en différerait aussi parce que le cerveau présenterait encore un état spécial de congestion. (Ach. Foville, *op. cit.* p. 48.)

Marcé a fait également l'observation, que l'alcoolisme donne lieu dans quelques cas à des formes de délire grave, qui simulent la paralysie générale, et que le médecin doit être sur ses gardes lorsqu'il s'agit de fixer le pronostic ; car, dit-il, en dehors de l'alcoolisme, lorqu'il existe un délire ambitieux bien accusé, la guérison ne doit être considérée comme sérieuse qu'après une longue épreuve ; elle est en somme une rare exception (Marcé. *Trait. des mal. ment.* p. 477.)

Baillarger cite dans son appendice au *Traité des maladies mentales* de Griesinger, à propos de la paralysie générale, les observations les plus remarquables de manie congestive qui avait été confondue avec la paralysie générale et dont la guérison s'était parfaitement maintenue.

Il rapporte entre autres l'exemple d'un malade, M. X..., chez lequel il avait observé lui-même les symptômes les plus graves ; le délire des grandeurs existait au plus haut degré, il y avait de l'embarras de la parole, une agitation très-vive, de l'insensibilité à la peau, l'inégalité des pupilles, etc... Enfin, après une rémission incomplète l'état du malade avait présenté les symptômes les plus fâcheux. M. X... ramassait de petits morceaux de papiers, des chiffons, des feuilles pourries et en remplissait ses poches.

Malgré cela, ce malade recouvra sa guérison la plus complète. Cinq années après sa sortie de l'établissement, dit M. Baillarger, j'écrivis dans son pays pour savoir s'il y avait une rechute, et l'on me répondit que depuis cinq ans M. X... n'avait éprouvé aucun symptôme d'aliénation, qu'on le croyait entièrement et parfaitement rétabli, qu'il jouissait enfin de toutes ses facultés physiques et intellectuelles.

Tout en pensant que la manie congestive constitue une maladie à part, qui ne doit pas être confondue avec la paralysie générale, M. Baillarger reconnaît cependant qu'elle y prédispose et qu'elle y conduit le plus souvent.

Nous avons vu cette affection se manifester dans quelques cas d'alcoolisme, à la suite par exemple d'attaques épileptiformes; les symptômes simulent alors ceux de la paralysie générale avec laquelle on la confond entièrement, si surtout on ne peut avoir de renseignements sur les antécédents et le début des accidents, sur les attaques épileptiformes, enfin sur les habitudes du malade, etc.

Le nommé G..., à la suite d'excès d'absinthe, est pris de convulsions et d'un dérangement consécutif des facultés. Il présente à notre observation un mélange d'idées ambitieuses et de délire panophobique. Il dit avoir une fortune immense, une grande position; il est décoré; à d'autres moments il est en proie à des terreurs et à des hallucinations qui redoublent sa frayeur; il veut lutter contre des ennemis imaginaires; on observe chez lui le tremblement caractéristique de la langue et des mains et l'embarras de la parole. Cet homme a pu sortir au bout de quelque temps parfaitement rétabli, et nous avons pu constater quelques années après que sa guérison s'était entièrement maintenue.

La manie congestive, suite d'alcoolisme, peut du reste se présenter avec les manifestations délirantes les plus variables; le délire ambitieux n'en est pas le caractère inséparable, pas plus qu'il ne l'est de la paralysie générale elle-même. Quelquefois on observe les alternatives d'idées ambitieuses et de préoccupations hypochondriaques, de dépression morale et de stupeur panophobique qui rappellent à la fois la physionomie que présentent l'accès d'alcoolisme intense et celle que l'on observe dans la paralysie générale.

J. Pierre offre sous ce rapport à notre observation les symptômes les plus caractéristiques; le certificat d'entrée porte qu'il est atteint de paralysie générale. On constate en effet chez lui l'affaiblissement des facultés, des idées de grandeurs et de richesses, le tremblement des globes oculaires, des lèvres, de la langue ; la physionomie est empreinte de stupeur et d'hébétude ; le malade reste dans un état continuel d'indifférence et d'inertie; ses réponses sont vagues, incohérentes ; de temps à autre il prétend qu'on lui dit des injures, etc... Malgré la gravité apparente de sa maladie, il a pu se rétablir après un traitement de deux mois.

Le nommé S... présente également une forme remarquable de manie ambitieuse congestive, consécutive à des excès alcooliques prolongés. On observe chez lui les idées ambitieuses et le délire sensoriel caractéristique. Il est en proie aux plus vives frayeurs ; il voit et entend des lions qui dévorent sa mère, des hommes armés qui cherchent à le tuer. Ces craintes alternent avec des idées de grandeur et de richesses. Il est chevalier de Malte, il a fait un héritage, il veut acheter des chevaux, des voitures, etc... Il s'est fait arrêter après avoir commandé dans un restaurant un dîner pour sept personnes. Ce malade a pu se rétablir complétement.

Le diagnostic de la manie congestive donne lieu certainement à des difficultés sérieuses, et le médecin pour fixer son opinion doit avoir présents à l'esprit les symptômes qui se rattachent particulièrement à l'alcoolisme ; tels sont les troubles de la motilité et de la sensibilité, les crampes dans les mollets, les hallucinations spéciales, si rares dans la paralysie générale, lorsque surtout celle-ci ne reconnaît pas une origine alcoolique ; enfin il importe de rechercher soigneusement les commémoratifs.

Ce n'est pas sans un singulier étonnement, et il faut l'avoir observé pour s'en faire une idée, qu'on voit disparaître les accidents les plus redoutables sous l'influence du régime, de soins convenables et de la cessation des habitudes fâcheuses; le malade reprend peu à peu ses forces et les conserve définitivement s'il ne se livre plus à de nouveaux excès de boisson. Mais il n'est pas rare non plus de voir peu à peu se développer une paralysie générale, le plus souvent rapidement progressive, si à la suite de la continuation des habitudes d'intempérance, l'individu est de nouveau repris d'accès de manie congestive.

Nous nous rappelons un malade, le nommé D..., dont le certificat à l'entrée portait qu'il était atteint de paralysie générale; on constatait en effet chez lui l'affaiblissement des facultés, la perte de la mémoire, des idées vagues de persécution, le tremblement de la langue, des mains, l'inégalité pupillaire, de la céphalalgie, des crampes dans les mollets, etc... Cet état remontait à quatre mois environ. Presque tous les soirs il avait des hallucinations et était pris de frayeur; on remarquait enfin des troubles de la vue, il se plaignait de voir tout autour de lui comme de la poussière. Cet individu s'enivrait fréquemment, il buvait chaque matin plusieurs petits verres d'eau-de-vie. Il existait du reste chez lui une prédisposition héréditaire : il avait une tante du côté maternel en traitement comme aliénée à la Salpêtrière. Malgré cela il a pu se rétablir complétement après plusieurs mois de séjour à l'asile Sainte-Anne. Nous avons déjà fait remarquer que la prédisposition héréditaire, lorsqu'elle s'ajoutait à l'alcoolisme, donnait souvent lieu à des formes graves d'aliénation mentale.

L'observation suivante peut encore être citée comme un état simulant la paralysie générale. Le nommé Ducrot est atteint d'un délire ambitieux très-marqué avec affaiblissement intellectuel. Il se dit capitaine, général, il doit épouser une princesse ; la parole est embarrassée, la mémoire affaiblie, on observe un tremblement choréiforme de tout le corps. Il a des troubles de la vue, il voit des insectes, des oiseaux voltiger sans cesse autour de lui et qu'il cherche à saisir ; des fantômes, des feux follets ; on constate de la diplopie à gauche, des bourdonnements et de la surdité à droite, des crampes dans les mollets dès qu'il fait le moindre mouvement, etc. Cet individu, malgré la gravité des symptômes qu'il présentait, a guéri après seulement un traitement de quelques semaines.

Il nous paraît inutile d'insister plus longtemps à ce sujet, nous devons résumer succinctement les considérations qui se rattachent à la paralysie générale dans ses rapports avec l'alcoolisme.

Cette redoutable affection peut certainement être une conséquence des excès alcooliques ; les faits de ce côté ne laissent aucune espèce de doute. Dans quelle proportion cette cause agit-elle? C'est ce qu'il nous a été impossible de rechercher ; toutefois cette proportion nous paraît être beaucoup moins importante que pour les autres formes d'aliénation. Nous croyons en effet qu'il existe pour la paralysie générale, dans la grande majorité des cas, une prédisposition particulière et qu'elle se développe indépendamment de toute cause déterminante. On n'en doit pas moins admettre que les excès alcooliques peuvent amener cette prédisposition en provoquant des accès répétés de congestion cérébrale.

La paralysie générale d'origine alcoolique présente, avec les signes qui lui sont propres, tantôt le délire ambitieux et expansif qui est si caractéristique, tantôt la forme hypochondriaque ou l'état de démence paralytique auquel viennent aboutir toutes les autres espèces d'aliénation mentale.

Marcé croit avoir remarqué que les paralytiques, suite d'alcoolisme, offraient, au début, une intensité plus grande des ondulations fibrillaires des muscles vocaux ; il ajoute en outre qu'il existe chez plusieurs une sorte de retentissement de l'intoxication primitive (Marcé, p. 623, *op. cit.*). Mais pour cet auteur ces diverses nuances sont insuffisantes pour constituer une espèce à part, et bientôt la maladie retombe dans la symptomatologie qui lui est habituelle.

Il n'est pas rare en effet d'observer, surtout au début, le tremblement plus marqué des muscles de la face et des mains, les douleurs hyperesthésiques si rares dans d'autres circonstances, qui rappellent d'une manière plus ou moins accentuée les accès d'alcoolisme aigu. La paralysie générale alcoolique paraît avoir une marche plus rapidement progressive et semble déterminer un trouble des facultés plus profond.

L'observation suivante peut être citée sous ce rapport comme un exemple caractéristique. Le nommé Hantz se livre depuis longtemps à des habitudes d'ivrognerie. Il a été traité à diverses reprises pour de simples accès d'alcoolisme aigu. Il nous offre en dernier lieu les symptômes les plus fâcheux de la paralysie générale. Il souffre de gastralgie, il éprouve divers troubles de la sensibilité générale et spéciale, il sent comme si des mouches voltigeaient et comme si on lui soufflait dans les oreilles; il a des rêves affreux, il rêve surtout de sa femme morte depuis trois ans; il est en proie aux frayeurs et aux visions les plus terribles; il voit des sangliers, il entend comme le grognement de ces animaux; il sent aussi comme des piqûres très-douloureuses dans différentes parties du corps. En même temps il exprime les sentiments de la plus grande satisfaction, il est riche, sa femme lui a apporté 100,000 fr., son beau-père possède 3 maisons; un maître de forges de son pays lui fait une pension considérable; on constate chez lui un embarras très-marqué de la parole. Ce malheureux, dont la situation ne faisait que s'aggraver, a été transféré dans un autre établissement.

Nous citerons encore le nommé F..., arrêté plusieurs fois

pour divers délits et en dernier lieu pour un vol de fromages. Outre les idées de grandeur et de richesses, l'embarras de la parole, l'affaiblissement des facultés, on observait chez lui de la céphalalgie, une disposition aux vertiges, des crampes dans les jambes, etc... Ce malheureux avait pris pour des boulets les fromages qu'il avait volés, et il avait seulement voulu les porter à la place.

On rencontre souvent chez ces sortes de malades une forme d'aliénation complexe qui présente à la fois les symptômes de l'alcoolisme, ceux de la stupeur panophobique et de la paralysie générale.

L'attitude est alors caractéristique, l'individu reste immobile, la physionomie revêt une expression d'étonnement et de frayeur; et lorsqu'on pénètre au fond de leur pensée, on retrouve, au milieu même de la confusion des idées, les signes de l'alcoolisme, et les préoccupations ambitieuses et puériles qui caractérisent la paralysie générale.

Cette affection, nous l'avons déjà fait remarquer, peut offrir à certains instants, comme d'ailleurs les autres formes d'aliénation qui dépendent de la même cause, de véritables attaques d'alcoolisme aigu. Rien n'est alors plus curieux que de voir ces nouveaux accès se manifester avec leur physionomie habituelle et masquer momentanément les symptômes particuliers de la paralysie générale, qui reprend ensuite ses signes ordinaires.

Le nommé B... nous offre un exemple remarquable sous ce rapport; sa mémoire est affaiblie, sa parole est embarrassée; il a, dit-il, 40,000 fr. de rente, des valeurs italiennes en quantité, etc. A certains moments, il est pris d'un accès d'alcoolisme violent, il a alors des visions effrayantes, il voit des animaux monstrueux, il assiste à des batailles épouvantables, il croit en même temps recevoir des coups sur la tête, puis l'accès passé, la maladie dont il est atteint reprend ses symptômes habituels.

La paralysie générale lorsqu'elle est arrivée à sa dernière

période, détermine, on le sait, dans la grande généralité des cas, des attaques épileptiformes qui mettent fin à l'existence; quelquefois même ces attaques se produisent sans que les malades perdent entièrement connaissance. La tête est renversée en arrière ou convulsivement tournée de côté, les muscles de la face agités de mouvements spasmodiques incessants ; on observe des secousses plus ou moins fortes dans les membres, la paupière reste à demi fermée, et le malade fixe un regard mourant sur les personnes qui lui parlent; puis l'attaque cesse, après avoir duré quelquefois des heures entières, pour reparaître quelque temps après et devenir le signe précurseur d'une mort prochaine.

Mais; on le sait, des convulsions épileptiformes peuvent aussi se montrer au début même de la paralysie générale, et il n'est pas rare de les rencontrer dans les cas où il existe une complication d'intoxication alcoolique; elles sont ordinairement suivies d'une période d'excitation maniaque plus ou moins violente avec embarras de la parole; les familles disent alors qu'on a eu affaire à un coup de sang. Nous avons rencontré cette disposition aux attaques avec paralysie générale chez les individus qui avaient fait abus de liqueurs fortes, telles que l'absinthe, le rhum, le vin blanc, etc.

Le nommé Duf..., entré à Sainte-Anne en 1871, nous présente sous ce rapport les symptômes les plus accentués. Il se dit très-instruit, maréchal de France, il a 100,000 fr. de rente, des milliards dans les caves de la Banque, un château grand comme le Mont-Valérien, il connaît toutes les langues, etc... On observe chez lui la perte de la mémoire, l'embarras de la parole, le tremblement de la langue et des lèvres et des attaques épileptiformes qui reviennent toutes les cinq à six semaines. Ce malheureux faisait surtout des excès d'absinthe.

La prédisposition héréditaire joue le plus souvent un rôle

considérable dans le développement de cette maladie et lui donne aussi une gravité particulière.

Nous avons étudié dans un autre travail cette forme particulière d'aliénation qu'on a désignée sous le nom de *Stupidité*; nous l'avons également examinée dans ses rapports avec l'alcoolisme, nous devons donc nous borner à donner sur ce sujet de courtes indications.

La stupeur est souvent liée à un simple accès d'alcoolisme aigu ; dans ce cas elle s'accompagne d'un délire intense et d'hallucinations violentes. Les malades, plongés dans une sorte de sombre prostration, restent des heures entières dans l'immobilité la plus complète et se montrent incapables d'aucun acte de volonté; cet état alterne souvent avec des périodes d'agitation et de délire furieux sous l'influence desquelles l'individu peut commettre des actes fort dangereux.

En dehors de l'accès d'alcoolisme aigu, la stupeur, suite d'excès de boisson, peut se manifester comme une forme définitive d'aliénation mentale; elle présente dans ce cas quelques particularités intéressantes à constater.

Elle se guérit en général plus facilement que celle qui survient dans d'autres circonstances. On retrouve les hallucinations spéciales, les interprétations délirantes et les autres symptômes qui dépendent de l'alcoolisme, tels que la céphalalgie, le tremblement et les mouvements convulsifs des muscles de la face et des diverses parties du corps. Elle s'accompagne souvent aussi, comme Magnus-Huss en fait la remarque, d'une coloration jaunâtre de la peau et de la teinte violacée des muqueuses; on peut enfin observer des impulsions au suicide, motivées ou non motivées et plus ou moins indépendantes des manifestations délirantes elles-mêmes; on rencontre encore comme élément de diagnostic différentiel les troubles de la sensibilité générale.

Il n'est pas rare non plus d'observer dans cette forme

particulière de stupidité des idées ambitieuses mêlées à des idées contraires de terreur et de dépression morale.

Le nommé P..., entré en 1871, est atteint de stupeur suite d'excès d'absinthe; il a peur d'être fusillé, d'être guillotiné; il voit l'échafaud se dresser devant lui, il redoute de passer au conseil de guerre. On observe chez lui le tremblement caractéristique; la figure revêt une expression profonde de frayeur et de stupeur; de temps à autre il émet des idées absurdes; il est nommé général des pupilles de la ville de Paris, on lui a envoyé 400,000 fr., etc. Ce malade est sorti quelques mois après par simple amélioration.

La stupidité, comme nous l'avons fait remarquer dans un autre travail (*Stup.*, p. 60), peut être elle aussi une conséquence directe des attaques épileptiformes qui se rattachent à l'intoxication alcoolique; cet état est alors caractérisé par l'embarras de la pensée, la lenteur des réponses, l'imperfection des souvenirs, enfin le défaut de coordination des idées.

Rien de plus facile que de la confondre avec la paralysie générale, rien aussi de plus remarquable que la rapidité avec laquelle disparaissent en général les symptômes qui semblaient être, en apparence, d'une gravité exceptionnelle.

H... fait depuis quelques mois des excès de boisson, il est pris tout à coup d'attaques épileptiformes à la suite desquelles on observe un affaiblissement moral profond; sa mémoire est affaiblie, ses souvenirs extrêmement confus; on rencontre l'embarras de la parole, la morsure de la langue, le tremblement des membres, des mains, des muscles de la face, l'inégalité pupillaire, etc. Ce malade, malgré la gravité apparente de sa situation, est sorti par guérison, après un traitement de quelques semaines.

Le diagnostic différentiel d'une semblable affection avec la paralysie générale est, on le comprend, d'une difficulté extrême, et l'on ne peut arriver à l'établir qu'en cherchant à bien distinguer les symptômes qui caractérisent particulièrement l'intoxication alcoolique. Dans tous les cas, l'expérience doit engager à être très-réservé et à ne pas porter un jugement précipité.

Il nous reste à examiner d'autres formes d'aliénation que les excès de boisson peuvent avoir déterminées, nous le ferons d'autant plus rapidement que nous retrouverons à peu près les mêmes particularités que celles que nous avons déjà résumées.

La *manie* comme la lypémanie, quelle que soit la cause qui lui ait donné naissance, présente nécessairement les caractères qui lui sont propres ; les symptômes observés ne diffèrent pas essentiellement de ceux que l'on rencontre habituellement.

Elle n'accuse l'origine alcoolique que par la persistance même des signes particuliers que l'intoxication a pu développer.

La manie consécutive à l'alcoolisme s'accompagne souvent d'idées de grandeurs prédominantes. Les malades, incohérents, irritables, manifestent des préoccupations ambitieuses ; ils se croient riches, décorés, et donnent sans cesse les marques de la plus grande satisfaction.

De temps à autre ils éprouvent en outre des hallucinations spéciales ; ils voient des hommes armés et entendent des menaces qui les jettent dans la plus vive frayeur ; ils ressentent enfin dans différentes parties du corps les sensations douloureuses si caractéristiques dans l'alcoolisme, telles que celles de coups d'épingles dans les jambes, de secousses électriques, etc... En général, la manie alcoolique, lorsque surtout elle revêt un caractère nettement ambitieux, présente, au point de vue surtout de la durée, un pronostic assez défavorable.

Nous citerons entre autres l'observation d'un nommé Jack, entré en 1871, qui est resté pendant près d'un an atteint de manie aiguë avec prédominance d'idées ambitieuses; l'affection mentale offrait chez lui un caractère particulier de violence et de gravité. On remarquait un désordre profond dans les idées, des frayeurs, une céphalalgie intense, de la loquacité, une grande irritabilité, le tremblement des lèvres et des doigts et des hallucinations générales; il prétendait qu'on l'appelait voleur, filou, etc... Ce malade s'est guéri complétement mais avec difficulté; il avait fait des excès d'absinthe et de vin blanc.

La manie peut être une conséquence et comme la continuation du trouble mental qui succède aux attaques épileptiformes déterminées par des excès alcooliques. Dans ce cas, on rencontre, avec d'autres symptômes significatifs, une confusion plus ou moins grande dans les idées et un trouble amnésique considérable; les malades ne peuvent, pendant tout le temps de la période délirante, recueillir leurs souvenirs, et, après la guérison, ils ne se rappellent que d'une manière incomplète les sensations bizarres qu'ils ont éprouvées sous l'influence de leur état de surexcitation.

La manie alcoolique revêt souvent aussi une forme intermittente qui persiste plus ou moins longtemps, lorsque surtout il existe une prédisposition héréditaire. On voit alors l'individu être repris à tout instant de son excitation maniaque.

Il en est de même pour la *lypémanie*, qui, en dehors des symptômes particuliers de l'alcoolisme, ne présente pas des signes distinctifs dignes d'être signalés.

En général, sous l'influence de l'intoxication alcoolique, les manifestations délirantes sont plus accentuées; la peur, la frayeur, l'angoisse, qui ont été l'un des symptômes prédominants de l'accès d'alcoolisme aigu, peuvent persister après la disparition de cet accès; elles viennent alors s'ajouter comme un nouveau phénomène aux autres éléments qui constituent le délire lypémaniaque.

Celui-ci peut se montrer du reste dans quelques circonstances comme une sorte de prolongation et de reflet de l'accès d'alcoolisme lui-même. Le malade continue à entendre les mêmes menaces, les mêmes injures; il a les mêmes hallucinations spéciales de la vue, il voit des animaux qui veulent le dévorer; il accuse les personnes qui se trouvent autour de lui d'être la cause des sensations extraordinaires qu'il éprouve.

Quelques malades conservent la conscience de l'affaiblissement de leur volonté, de cette espèce d'impuissance où ils sont de réagir contre les impulsions qui les dominent, d'éloigner les idées fixes et les pensées dangereuses qui viennent sans cesse s'offrir à leur esprit; ils se plaignent amèrement de cette sorte d'automatisme auquel ils sont réduits; en même temps on observe chez eux de la céphalalgie, des crampes, des étourdissements et quelques autres accidents sur lesquels il nous paraît inutile de nous arrêter plus longtemps.

En général, il existe chez tous ces malades un changement profond de caractère, et cette modification du caractère est, nous l'avons dit, une des conséquences les plus fréquentes des habitudes d'intempérance.

Nous ne croyons pas devoir insister davantage sur ce sujet. En définitive, la lypémanie de cause alcoolique ne présente pas de caractères qui lui soient propres; mais elle offre des particularités et une physionomie qui peuvent en faire soupçonner l'origine; il serait d'ailleurs difficile de la distinguer en dehors des renseignements commémoratifs et de la présence bien nettement accentuée des symptômes caractéristiques de l'intoxication alcoolique.

La *démence* est également une des conséquences fréquentes de l'alcoolisme chronique et des accès d'alcoolisme aigu; elle offre naturellement des symptômes variables en rapport avec les différentes lésions qui peuvent atteindre le cerveau. L'histoire des dégénérescences cérébrales que vient

www.ingramcontent.com/pod-product-compliance
Ingram Content Group UK Ltd.
Pitfield, Milton Keynes, MK11 3LW, UK
UKHW020328180726
13839UKWH00002B/590

9 782329 12197